我国公立医院
抗菌药物合理应用管理模式研究

U0272512

主　编　董四平　孙　静

副主编　李　萌　郭淑岩　韩　刚　陈永刚

编　者（以姓氏笔画为序）

丁玉峰　华中科技大学同济医学院附属同济医院

史天陆　中国科学技术大学附属第一医院（安徽省立医院）

刘文恩　中南大学湘雅医院

孙　静　北京协和医学院

孙志辉　吉林大学第一医院

李　萌　国家卫生计生委医院管理研究所

吴金虎　武汉市第三医院（武汉大学附属同仁医院）

邹吉利　武汉市第三医院（武汉大学附属同仁医院）

张志清　河北医科大学第二医院

张伶俐　四川大学华西第二医院

陈　杰　中山大学附属第一医院

陈永刚　武汉市第三医院（武汉大学附属同仁医院）

陈向东　大同煤矿集团有限责任公司总医院

罗　敏　四川大学华西医院

赵　先　空军军医大学第一附属医院

钟劲松　珠海市人民医院

姜明燕　中国医科大学附属第一医院

贾乐川　宁夏医科大学总医院

郭淑岩　国家卫生计生委医院管理研究所

曹俊敏　浙江省中医院

葛卫红　南京鼓楼医院

董四平　国家卫生计生委医院管理研究所

韩　刚　国家卫生计生委人才交流中心

人民卫生出版社

图书在版编目（CIP）数据

我国公立医院抗菌药物合理应用管理模式研究 / 董四平，孙静主编. —北京：人民卫生出版社，2018

ISBN 978-7-117-26972-8

Ⅰ.①我… Ⅱ.①董… ②孙… Ⅲ.①抗菌素 - 临床应用 - 药品管理 - 管理模式 - 研究 - 中国 Ⅳ.①R978.1

中国版本图书馆 CIP 数据核字（2018）第 147931 号

人卫智网	**www.ipmph.com**	医学教育、学术、考试、健康，购书智慧智能综合服务平台
人卫官网	**www.pmph.com**	人卫官方资讯发布平台

我国公立医院抗菌药物合理应用管理模式研究

主　　编：董四平　孙　静
出版发行：人民卫生出版社（中继线 010-59780011）
地　　址：北京市朝阳区潘家园南里 19 号
邮　　编：100021
E - mail：pmph @ pmph.com
购书热线：010-59787592　010-59787584　010-65264830
印　　刷：三河市潮河印业有限公司
经　　销：新华书店
开　　本：787×1092　1/16　印张：8
字　　数：231 千字
版　　次：2018 年 3 月第 1 版　2018 年 3 月第 1 版第 1 次印刷
标准书号：ISBN 978-7-117-26972-8
定　　价：69.00 元

打击盗版举报电话：010-59787491　E-mail：WQ @ pmph.com
（凡属印装质量问题请与本社市场营销中心联系退换）

致 谢

　　本研究受到英国外交与联邦事务部"中国繁荣战略基金"（SPF）、瑞典国际发展署（SIDA）"中国－瑞典抗菌药物耐药监管项目"资助，特此鸣谢！

目 录

第一章

绪　论

一、研究背景与意义

（一）研究背景

抗菌药物的应用大大减少了感染性疾病对人类的危害,使人类的健康水平和期望寿命在过去的几十年里有了显著提高。但是抗菌药物的广泛应用甚至是滥用导致与之相关的药品不良事件发生率大幅提升,细菌耐药性快速增长。耐药菌的出现、传播和扩散对抗菌药物的疗效造成了极大的挑战,抗菌药物毒副作用的增加、细菌耐药性急剧增长、院内及二重感染、患者经济负担加重等问题引起社会的广泛关注。降低抗菌药物的使用率、合理使用抗菌药物、遏制细菌耐药性的快速增长,是全球共同面临而亟待解决的一大问题。

世界卫生组织于 2010 年 6 月发布的公告显示,全球超过 50% 的药品在处方、配发或销售过程中存在不合理性,50% 的患者不能正确地使用药物。在发达国家的卫生预算支出中,药品的支出比重在10%~20% 之间,而在发展中国家却达到了 40% 左右,不合理用药问题十分严重。我国 2008 年开展的一项研究表明,各级医院住院患者抗菌药物应用率在 70% 以上,其中外科患者应用率高达 97%,甚至连门诊患者应用率都达到了 30%。在中国医药市场中,抗菌药物已经连续多年位居药品销售额第一位。《中国卫生统计年鉴》显示：2010 年政府办医疗机构共计 13 850 家,其中药品类总收入为 4053.88亿元,约占总收入的 42%。2010 年中国化学制药工业协会对全国 16 个城市的医院进行抽样调查了解药物使用情况,结果显示我国抗菌药物临床用量多年高居第一,抗菌药物费用占药品费用的比例平均为 24%。

我国是抗菌药物应用大国,在医院用药数量排名前 10 位的药品中,抗菌药物占 2~6 个。由于抗菌药物种类繁多,特征各异,卫生行政部门和医院对合理用药指导监管力度较弱,临床药师在合理用药中的作用也未得到重视,临床抗菌药物应用存在较多问题,导致多种细菌耐药性增长,药源性疾病日渐增多,同时治疗费用增加,医药资源利用不尽合理。2011 年 4 月卫生部发布《抗菌药物临床应用管理办法》(征求意见稿),最终于 2012 年 5 月以卫生部令形式发布《抗菌药物临床应用管理办法》,说明政府越来越重视抗菌药物滥用的问题。

目前我国的抗菌药物合理应用水平远未达到世界卫生组织的标准,药学服务的发展落后于医学的发展,而合理用药的水平将直接影响到医院的可持续发展,它既是一个医学专业技术问题,也是社会公共问题在医药领域的具体体现。同时有专家指出：合理用药受到包括人文、制度等多方面的综合因素影响,药物的使用水平是社会经济、文化、科技水平的反映。因此,研究抗菌药物合理应用管理模式,提出可行性政策与措施改善抗菌药物滥用情况,不仅对我国卫生事业和医院发展有着重大意义,同时也能够促进社会全面可持续发展。

（二）研究意义

开展医院抗菌药物合理应用管理模式研究具有重大意义,具体而言:

1. 有利于维护居民健康权益　药物是人类防治疾病、维护自身健康、保持世代生生不息的物质基础,但不合理用药会对人们的健康产生更加严重的危害。当前抗菌药物的滥用正在损害人们的健康权益和社会利益,如抗菌药物滥用导致细菌耐药性和药物不良反应增加。我国 2005 年因药物不良反应死亡的 20 万病例中,40% 的患者死于抗菌药物滥用。7 岁以下儿童不合理使用抗菌药物造成疾病的人数多达 30 万,占总体患病儿童的 35%。据原卫生部 2004 年报告,我国每年约有 3 万名儿童因不恰当地使用耳毒性药物而导致耳聋,其中 95% 以上是氨基糖苷类抗菌药物。因此,研究抗菌药物的合理应用有利于增加人们对滥用抗菌药物严重后果的认识,改善抗菌药物滥用现象。

2. 有利于医院健康发展　合理用药是促进医院发展的重要保障。在社会主义市场经济体系下,医院的发展目标要坚持以人民健康为中心,适应社会主义市场经济体系的发展,适应医学模式的转变,适应人民群众对医疗服务多层次的需求。药物合理利用对医院可持续发展至关重要,它可防止药物滥用,减少药物危害,避免卫生资源浪费,保障用药安全、有效、及时、简便、经济,真正体现"以病人为中心"的发展方向。同时,实施合理用药措施,杜绝违反职业道德的不良现象,强化医生的职业素质与道德意识,对医院的发展也十分重要。

3. 有利于缓解"看病贵"现象　医院药品费用比例居高不下是导致"看病贵"的主要原因之一。2011 年中国药品支出占全部医疗支出的 43%,远高于其他国家的平均水平(10%~20%),例如经济合作与发展组织国家平均比例只有 16%。药品费用居高不下使得我国居民整体医疗费用不断上涨,患者就医压力越来越大。药品费用支出的控制不仅关系到患者的自身利益,更加关系到我国经济的进一步发展。抗菌药物费用是药品费用的主要组成部分,合理使用抗菌药物对于有效控制药品费用起着至关重要的作用。因此,建立并完善抗菌药物合理应用的管理模式有利于缓解"看病贵"现象、减少医疗费用等问题。

4. 有利于节约卫生资源　我国医药资源并不充足,抗菌药物滥用不仅浪费医药资源,还给国家和个人带来了沉重的经济负担,导致有限的医疗卫生经费不能得到合理分配,社会医疗成本投入增加。一代耐药菌的产生只要 2 年,而一个可以上市并在临床上使用的新抗菌药物,其研发费用却在 10 亿美元以上,且耐药菌的发展速度要远高于抗菌药物的研制速度。在这样的现状下,研究抗菌药物合理利用能够提高人们的意识、改变用药行为、节约医药资源和减少医疗费用。

二、研究目标与内容

（一）研究目标

在对我国公立医院抗菌药物应用现状分析的基础上,通过对典型国家在合理用药方面所采取措施的国际比较研究,结合我国部分公立医院在抗菌药物合理应用方面的典型案例研究,提出具有创新性和国际视野的我国医院抗菌药物合理应用管理模式、实施路径和政策建议。

（二）研究内容

1. 医院抗菌药物合理应用理论研究　主要包括两个层面的理论研究:一方面对抗菌药物合理应用所涉及的相关理论进行分析,包括绩效理论、诱导需求理论、产品外部性理论等方面,为进一步研究做铺垫;另一方面对国内外抗菌药物使用和监管的应用理论进行系统总结和梳理,为构建完善的抗菌药物使用和监管体系奠定理论基础。

2. 我国公立医院抗菌药物使用和监管现状研究　对我国在促进抗菌药物合理应用方面的相关数据及政策进行分析,明确我国公立医院在抗菌药物使用和监管上的现状和问题,并对其进行原因分析。

3. 典型国家抗菌药物使用和监管模式比较分析　通过文献内容分析,对 WHO、美国、欧盟、澳大利亚、日本等国家(组织)在抗菌药物使用和监管方面采取的措施进行总结及深入分析,探究每种模式的优缺点,探索可借鉴的经验与措施。

4. 国内医院抗菌药物合理应用典型案例研究 以 JN 医院(国内某三甲医院简称)为典型案例,通过现场调研分析,分别从医院抗菌药物使用现状、存在问题及原因分析、所采取的措施及效果等方面进行全面的经验总结和理论梳理,并对其创新性、适宜性、可行性进行系统评估,为构建我国公立医院抗菌药物合理应用管理模式提供基础。

5. 构建我国医院抗菌药物合理应用管理模式 基于前述基本理论研究和国内外医院抗菌药物应用及监管制度的比较分析,构建有创新性和国际视野的医院抗菌药物合理应用理论体系、管理体制、运行机制和制度框架以及具有可操作性的具体措施。

6. 医院抗菌药物合理应用管理模式可行性论证、推进策略和政策建议研究 从政治、经济、管理、技术等方面对抗菌药物使用和监管的政策措施进行可行性论证,识别和筛选影响抗菌药物使用和监管的政策因素,提出优先推进策略和具体政策建议。

三、研究方案

(一)研究对象

研究对象包括中国 7 个地区 12 省市的 15 家医院,均是原卫生部抗菌药物临床应用监测网的三甲医院。本研究将全国七大片区(东北、华北、华东、华中、华南、西南、西北)所属省份按人均 GDP 排序,根据人均 GDP 居中、2005 年参加卫生部监测网、三级医院的原则选择样本省份(辽宁、吉林、北京、河北、山东、安徽、江苏、湖北、广东、四川、陕西、宁夏)和样本医院。

(二)数据来源

现场调研:对 15 家三甲医院 2005—2012 年的监测数据进行现场调研。

关键人物访谈:对政府部门、临床机构、学术界和医药产业界的相关人员进行访谈。

(三)研究方法

1. 文献内容分析 一方面通过文献检索收集抗菌药物合理应用二次文献相关研究成果,对不同国家和地区的相关文献进行分类整理,对文献内容进行总结和梳理,搜集抗菌药物合理应用的最新理论研究成果和实践经验,以期获得对我国抗菌药物合理应用起促进作用的措施。另一方面充分利用灰色文献,在现场调查过程中收集未公开出版的相关文献,获取有关医院抗菌药物合理应用的第一手资料。

2. 比较分析法 选择具有代表性的国家或组织(WHO、美国、欧盟、瑞典、澳大利亚、日本),通过对国内及国外抗菌药物合理应用方面采取的措施进行比较分析,归纳出可供借鉴的主要内容及经验,为我国建立和完善医院抗菌药物合理应用管理模式提供借鉴。

3. 定性访谈 访谈对象主要包含:政策制定者 2 人(中央卫生行政部门以及药监部门的相关管理者各 1 人)、卫生政策研究者 2 人、医药企业从业人员 2 人(内外资药企各 1 人)、15 家三甲医院所在地区的政策制定者 2 人(地方卫生行政部门以及药监部门的相关管理者各 1 人)、15 家三甲医院的医院管理者 2 人(各医院主管院长、医务处等相关科室负责人各 1 人)、医生 5 人(手术科室医生 3 人与非手术科室医生 2 人)以及住院病人 10 人(儿科、感染科、呼吸科、泌尿外科以及普外科住院病人各 2 人)。

4. 专题小组讨论与专家咨询 针对重点和主要研究内容,邀请卫生行政部门领导、专家学者、医院高层管理者、相关行业协会负责人召开小型研讨会,并在课题开题和结题时,分别召开专家咨询会,为本研究提供理论和技术支持。

5. 定量分析

(1)统计描述:利用 SPSS17.0 软件对全国 7 个地理片区 12 个省、市 15 家三甲医院 2005—2012 年各季度门诊住院抗菌药物使用情况、2005—2012 年各年度住院抗菌药物消耗情况和 2007—2012 年各年度住院抗菌药物实际使用排名的数据进行统计描述。

（2）时间序列资料的分段线性回归分析：利用Stata 12.0软件对15家三甲医院2005—2012年各季度门诊住院抗菌药物使用情况的月度数据进行分段线性回归分析。

（四）技术路线

本研究的研究方法和技术路线如图1-1所示,其中图中间部分为研究过程和主要内容,左侧部分为各研究内容对应的研究方法,右侧部分为资料来源。

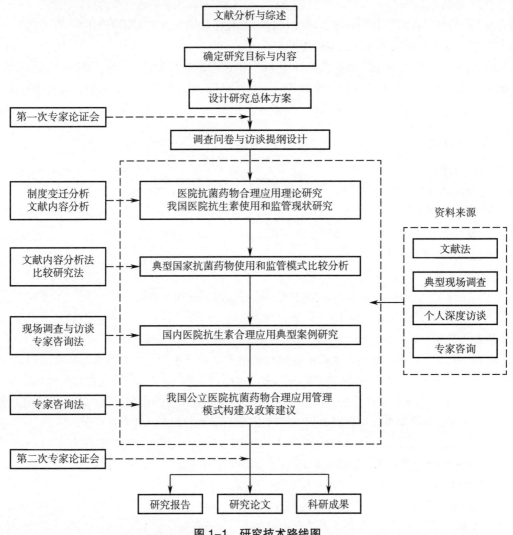

图1-1　研究技术路线图

中国－瑞典公立医院抗菌药物应用情况比较分析

一、医院抗菌药物使用总体情况

（一）我国医院抗菌药物使用整体趋势

2005—2012 年各季度门诊住院抗菌药物使用情况见表 2-1~ 表 2-10。可以看出，各项指标的中位数和均值差异不大，各指标的标准差也比较低，说明各医院与整体均值的差异不大，并且随着时间的变化大部分指标的标准差都有减小的趋势。

表 2-1　2005—2012 年各季度门诊含抗菌药物处方比例的基本情况

年份	样本量	均值	均值的标准误	标准差	最小值	最大值	中位数	95% 置信区间下限	95% 置信区间上限
2005	408	0.2700	0.0300	0.0424	0.2400	0.3000	0.2700	−0.1112	0.6512
2006	510	0.2042	0.0390	0.0781	0.1150	0.3017	0.2000	0.0799	0.3879
2007	1651	0.2365	0.0293	0.1136	0.1100	0.4425	0.1975	0.1507	0.3576
2008	1452	0.2030	0.0227	0.0880	0.0975	0.3925	0.1775	0.1319	0.2714
2009	1385	0.2007	0.0207	0.0804	0.1075	0.3600	0.1700	0.1329	0.2748
2010	1524	0.1927	0.0204	0.0789	0.0755	0.3625	0.1900	0.1384	0.2716
2011	2571	0.1475	0.0135	0.0524	0.0792	0.2633	0.1400	0.1185	0.1765
2012	1893	0.1039	0.0114	0.0440	0.0517	0.2042	0.0975	0.0796	0.1283

表 2-2　2005—2012 年各季度住院手术含抗菌药物病例比例的基本情况

年份	样本量	均值	均值的标准误	标准差	最小值	最大值	中位数	95% 置信区间下限	95% 置信区间上限
2005	228	0.9389	0.0222	0.0314	0.9167	0.9611	0.9389	0.6565	1.2213
2006	318	0.9486	0.0172	0.0344	0.9000	0.9778	0.9583	0.8436	1.0527
2007	1088	0.9688	0.0118	0.0457	0.8222	1.0000	0.9833	0.8904	1.0374
2008	1074	0.9592	0.0127	0.0492	0.8111	1.0000	0.9825	0.8774	1.0300
2009	1074	0.9557	0.0139	0.0537	0.8333	1.0000	0.9667	0.8936	1.0342
2010	1067	0.9473	0.0154	0.0595	0.8167	1.0000	0.9667	0.8379	1.0270
2011	2134	0.8245	0.0209	0.0808	0.6444	0.9278	0.8389	0.7797	0.8692
2012	1841	0.6855	0.0271	0.1051	0.4722	0.8556	0.6944	0.6273	0.7437

表 2-3　2005—2012 年各季度住院非手术含抗菌药物病例比例的基本情况

年份	样本量	均值	均值的标准误	标准差	最小值	最大值	中位数	95% 置信区间下限	95% 置信区间上限
2005	146	0.6667	0.1167	0.1650	0.7555	0.7833	0.6667	−0.8156	2.1489
2006	151	0.4537	0.1068	0.2136	0.2334	0.7333	0.4240	0.0551	0.9991
2007	603	0.5308	0.0473	0.1833	0.1333	0.7833	0.5667	0.4412	0.7514
2008	575	0.5125	0.0399	0.1546	0.1667	0.7500	0.5333	0.4300	0.6497
2009	479	0.4474	0.0437	0.1692	0.1167	0.7500	0.4000	0.3289	0.6248
2010	493	0.4435	0.0469	0.1815	0.1334	0.7833	0.4490	0.3266	0.7086
2011	948	0.3722	0.0327	0.1268	0.1833	0.6111	0.3556	0.3019	0.4424
2012	865	0.3204	0.0293	0.1134	0.1444	0.6222	0.3000	0.2576	0.3832

表 2-4　2005—2012 年各季度住院含抗菌药物病例比例的基本情况

年份	样本量	均值	均值的标准误	标准差	最小值	最大值	中位数	95% 置信区间下限	95% 置信区间上限
2005	374	0.8028	0.0472	0.0668	0.7555	0.8500	0.8028	0.2027	1.4028
2006	469	0.7011	0.0475	0.0951	0.5917	0.8167	0.6981	0.5523	0.9229
2007	1675	0.7460	0.0256	0.0992	0.5333	0.8750	0.7833	0.6719	0.8697
2008	1652	0.7359	0.0235	0.0908	0.5333	0.8834	0.7167	0.6692	0.8327
2009	1533	0.6849	0.0268	0.1037	0.5250	0.8417	0.6833	0.6099	0.8151
2010	1553	0.6964	0.0281	0.1089	0.5334	0.8917	0.7250	0.5859	0.8557
2011	3058	0.5930	0.0209	0.0811	0.4591	0.7250	0.5889	0.5481	0.6379
2012	2724	0.5044	0.0200	0.0773	0.3722	0.6417	0.5055	0.4616	0.5472

表 2-5　2005—2012 年各季度门诊抗菌药物输液处方比例的基本情况

年份	样本量	均值	均值的标准误	标准差	最小值	最大值	中位数	95% 置信区间下限	95% 置信区间上限
2005	27	0.0175	0.0025	0.0035	0.0150	0.0199	0.0175	−0.0137	0.0486
2006	48	0.0455	0.0155	0.0268	0.0149	0.0650	0.0567	−0.0211	0.1122
2007	126	0.0436	0.0135	0.0331	0.0100	0.0850	0.0346	0.0089	0.0783
2008	88	0.0319	0.0095	0.0234	0.0100	0.0700	0.0263	0.0074	0.0565
2009	103	0.0360	0.0119	0.0293	0.0100	0.0900	0.0242	0.0053	0.0667
2010	139	0.0338	0.0092	0.0224	0.0075	0.0567	0.0338	0.0102	0.0573
2011	472	0.0285	0.0047	0.0181	0.0000	0.0525	0.0325	0.0185	0.0385
2012	393	0.0217	0.0055	0.0212	0.000	0.0758	0.0125	0.0099	0.0334

表 2-6　2005—2012 年各季度住院手术抗菌药物输液病例比例的基本情况

年份	样本量	均值	均值的标准误	标准差	最小值	最大值	中位数	95% 置信区间下限	95% 置信区间上限
2005	219	0.9139	0.0028	0.0039	0.9111	0.9167	0.9139	0.8785	0.9492
2006	248	0.9241	0.0269	0.0466	0.8945	0.9778	0.9000	0.8083	1.0398
2007	594	0.9307	0.0450	0.1101	0.7120	1.0000	0.9667	0.8151	1.0463
2008	524	0.9122	0.0444	0.1089	0.7011	1.0000	0.9417	0.7980	1.0265
2009	531	0.9298	0.0479	0.1173	0.7011	1.0000	0.9833	0.8067	1.0529
2010	514	0.8864	0.0519	0.1271	0.6630	1.0000	0.9278	0.7531	1.0198
2011	2044	0.7902	0.0332	0.1287	0.5000	0.9944	0.7722	0.7189	0.8614
2012	1797	0.6647	0.0375	0.1454	0.4389	0.9944	0.6278	0.5842	0.7452

表 2-7 2005—2012 年各季度住院非手术抗菌药物输液病例比例的基本情况

年份	样本量	均值	均值的标准误	标准差	最小值	最大值	中位数	95% 置信区间下限	95% 置信区间上限
2005	135	0.4806	0.0139	0.0196	0.4667	0.4944	0.4806	0.3040	0.6571
2006	129	0.5088	0.1173	0.2032	0.376	0.7333	0.4556	0.0042	1.0135
2007	336	0.5380	0.0658	0.1611	0.3333	0.7167	0.5500	0.3689	0.7070
2008	276	0.5037	0.0522	0.1280	0.3833	0.7167	0.4750	0.3694	0.6380
2009	242	0.4519	0.0658	0.1613	0.2833	0.6833	0.4361	0.2826	0.6211
2010	257	0.4991	0.0777	0.1902	0.3111	0.7500	0.4750	0.2994	0.6987
2011	800	0.3133	0.0375	0.1451	0.0389	0.5778	0.2833	0.2330	0.3937
2012	696	0.2574	0.0296	0.1145	0.0172	0.4111	0.2722	0.1940	0.3209

表 2-8 2005—2012 年各季度住院抗菌药物输液病例比例的基本情况

年份	样本量	均值	均值的标准误	标准差	最小值	最大值	中位数	95% 置信区间下限	95% 置信区间上限
2005	354	0.7722	0.0694	0.0982	0.7028	0.8417	0.7722	−0.1100	1.6545
2006	377	0.7164	0.0504	0.0872	0.6577	0.8167	0.6750	0.4998	0.9331
2007	928	0.7329	0.0445	0.1089	0.5611	0.8417	0.7556	0.6185	0.8472
2008	800	0.7093	0.0403	0.0987	0.5500	0.8333	0.7250	0.6057	0.8128
2009	773	0.6921	0.0480	0.1176	0.5111	0.8250	0.7000	0.5687	0.8155
2010	771	0.6940	0.0581	0.1422	0.4944	0.8333	0.7181	0.5447	0.8432
2011	2817	0.5473	0.0226	0.0875	0.4028	0.7194	0.5389	0.4988	0.5957
2012	2509	0.4646	0.0196	0.0760	0.3583	0.6194	0.4583	0.4226	0.5067

表 2-9 2005—2012 年各季度手术前 0.5~2 小时预防性使用抗菌药物比例的基本情况

年份	样本量	均值	均值的标准误	标准差	最小值	最大值	中位数	95% 置信区间下限	95% 置信区间上限
2005	111	0.4765	0.1154	0.1632	0.3611	0.5919	0.4765	−0.9894	1.9424
2006	160	0.4080	0.1491	0.2988	0.0000	0.6597	0.4862	−0.4864	1.3261
2007	332	0.3104	0.0664	0.2570	0.0000	0.9155	0.3155	0.0896	0.7787
2008	373	0.3576	0.0638	0.2470	0.0387	0.9476	0.3385	0.1896	0.8060
2009	411	0.3913	0.0688	0.2665	0.1015	1.0000	0.3250	0.2120	0.8840
2010	435	0.4141	0.0800	0.3099	0.0179	1.0000	0.3393	0.3318	0.9481
2011	869	0.4092	0.0734	0.2844	0.0499	0.9100	0.3019	0.2517	0.5667
2012	904	0.5540	0.0751	0.2910	0.0552	0.9750	0.5159	0.3929	0.7151

表 2-10 2005—2012 年各季度手术后预防性使用抗菌药物比例的基本情况

年份	样本量	均值	均值的标准误	标准差	最小值	最大值	中位数	95% 置信区间下限	95% 置信区间上限
2005	185	0.9424	0.0576	0.0814	0.8849	1.0000	0.9424	0.2110	1.6738
2006	270	0.8793	0.0567	0.1134	0.7334	1.0000	0.8920	0.5958	1.0825
2007	823	0.8796	0.0405	0.1567	0.4720	1.0000	0.9310	0.6294	1.0227
2008	824	0.8791	0.0402	0.1559	0.5116	1.0000	0.9476	0.6488	1.0102
2009	813	0.8494	0.0483	0.1870	0.2884	1.0000	0.8750	0.5149	1.0657
2010	733	0.7870	0.0565	0.2189	0.2905	1.0000	0.7401	0.4394	0.9376
2011	1464	0.6592	0.0694	0.2689	0.2192	1.0000	0.7039	0.5103	0.8080
2012	917	0.5589	0.0811	0.3140	0.092	0.9226	0.6394	0.3850	0.7328

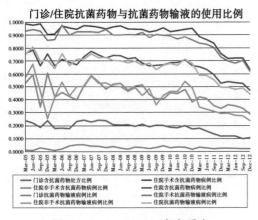

图 2-1　2005—2012 年各季度
门诊住院抗菌药物使用情况

图 2-1 显示了 2005—2012 年中国 15 家医院门诊和住院（手术 / 非手术）抗菌药物与抗菌药物输液的使用比例及手术预防性使用抗菌药物比例的整体变化趋势。其中，门诊含抗菌药物处方比例的均值为 18.39%，标准差为 0.092；住院手术含抗菌药物的病例比例的均值为 89.43%，标准差为 0.133；住院非手术含抗菌药物的病例比例的均值为 44.10%，标准差为 0.190；住院含抗菌药物的病例比例的均值为 66.39%，标准差为 0.134；门诊抗菌药物输液处方比例的均值为 3.02%，标准差为 0.025；住院手术抗菌药物输液病例比例的均值为 82.36%，标准差为 0.164；住院非手术抗菌药物输液病例比例的均值为 39.29%，标准差为 0.188；住院抗菌药物输液病例比例的均值为 61.00%，标准差为 0.147；手术前 0.5~2 小时预防性使用抗菌药物比例的均值为 41.19%，标准差为 0.284；手术后预防性使用抗菌药物比例的均值为 77.62%，标准差为 0.251。从图 2-1 可以看出，除了门诊抗菌药物输液的处方比例之外，其他指标整体趋势均为下降的，而且 2011 年开始下降趋势更加明显。而门诊抗菌药物输液的处方比例则略有上升，但是门诊抗菌药物输液处方比例的绝对值一直处于较低的水平。

（二）中国－瑞典手术预防性用药比较

由图 2-2 可知，中国手术前 0.5~2 小时预防性使用抗菌药物的比例随着时间的变化整体上有所上升，2011 年 6 月起，其上升趋势更加明显。而手术后预防性使用抗菌药物比例则随着时间的变化逐渐下降，2011 年 6 月后的降幅更加明显。

图 2-3 为中国和瑞典手术预防性用药比例的比较，该图显示，中国 15 家医院手术前 0.5~2 小时预防性使用抗菌药物比例整体上是呈上升趋势的，尤其是 2007 年以后。中国 15 家医院手术后预防性使用抗菌药物比例整体上是下降趋势的，并且 2010 年后下降的趋势更加明显。瑞典手术预防性使用一剂抗菌药物的比例和手术预防性使用一剂以上抗菌药物的比例基本没变，但是手术预防性使用一剂抗菌药物的比例较低，手术预防性使用一剂以上抗菌药物的比例则较高。

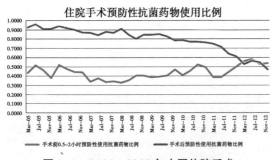

图 2-2　2005—2012 年中国住院手术
预防性使用抗菌药物的情况

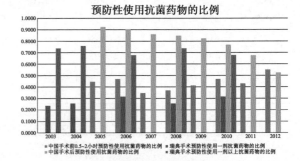

图 2-3　中国和瑞典住院手术预防性
使用抗菌药物的比较

二、医院住院抗菌药物消耗情况

（一）我国医院住院抗菌药物消耗整体趋势

表 2-11~ 表 2-20 是 2005—2012 年年度住院抗菌药物消耗情况的统计描述，由表中可以看出，各项指标的中位数和均值差异不大。由均值可以看出，消耗量较大的住院抗菌药物主要有青霉素类、喹诺酮类和三代头孢菌素类。重症监护室（ICU）全身用抗菌药物的消耗量也较大。

表 2-11 2005—2012 年住院全身用抗菌药物（J01+J02）的消耗情况

年份	样本量	均值	均值的标准误	标准差	最小值	最大值	中位数
2005	3	744.45	114.85	198.93	610.20	972.99	650.15
2006	5	823.69	87.11	194.78	558.07	1054.52	845.56
2007	15	774.17	72.17	279.50	353.40	1550.75	752.65
2008	15	910.08	92.52	358.32	428.60	1719.05	870.33
2009	15	833.10	68.31	264.55	515.70	1374.62	716.28
2010	15	818.79	75.12	290.92	496.99	1533.48	720.94
2011	15	616.01	36.60	141.75	392.41	883.54	603.00
2012	15	473.15	28.96	112.19	302.41	725.42	464.43

表 2-12 2005—2012 年住院青霉素类（J01C）抗菌药物的消耗情况

年份	样本量	均值	均值的标准误	标准差	最小值	最大值	中位数
2005	3	125.35	56.87	98.50	16.76	208.96	150.33
2006	5	204.27	57.27	128.06	9.10	343.93	188.80
2007	15	134.37	28.23	109.33	5.19	352.92	122.98
2008	15	171.24	39.06	151.29	5.34	581.45	128.80
2009	15	126.30	22.88	88.63	7.22	308.16	91.42
2010	15	124.14	21.87	84.71	32.32	265.12	73.44
2011	15	71.47	12.86	49.82	19.34	184.97	54.73
2012	15	51.21	7.68	29.75	12.88	109.66	40.00

表 2-13 2005—2012 年住院喹诺酮类（J01M）抗菌药物的消耗情况

年份	样本量	均值	均值的标准误	标准差	最小值	最大值	中位数
2005	3	120.80	42.00	72.74	37.29	170.31	154.80
2006	5	132.84	30.29	67.73	27.94	216.96	138.51
2007	15	135.42	21.70	84.04	20.50	308.87	134.32
2008	15	164.68	37.03	143.42	14.33	574.82	107.50
2009	15	108.87	16.77	64.95	13.31	235.20	84.54
2010	15	106.71	15.08	58.39	20.90	254.26	83.67
2011	15	67.73	5.84	22.62	25.78	106.53	61.53
2012	15	50.74	6.05	23.45	8.79	84.12	47.93

表 2-14 2005—2012 年住院一代头孢菌素类（J01DB）抗菌药物的消耗情况

年份	样本量	均值	均值的标准误	标准差	最小值	最大值	中位数
2005	3	35.71	11.27	19.52	15.33	54.25	37.55
2006	5	41.17	9.52	21.29	11.93	67.54	40.38
2007	15	43.02	6.93	26.83	0.39	99.58	39.74
2008	15	54.28	8.67	33.58	0.47	127.50	55.14
2009	15	53.71	7.45	28.86	0.25	106.31	49.43
2010	15	53.96	10.81	41.87	0.44	175.58	48.84
2011	15	54.97	9.30	36.04	0.32	127.63	47.43
2012	15	43.99	4.92	19.04	0.10	71.22	44.75

表 2-15　2005—2012 年住院二代头孢菌素类（J01DC）抗菌药物的消耗情况

年份	样本量	均值	均值的标准误	标准差	最小值	最大值	中位数
2005	3	58.79	23.88	41.35	33.31	106.50	36.54
2006	5	49.46	8.83	19.75	36.10	83.86	40.44
2007	15	86.85	9.90	38.34	29.70	160.58	88.14
2008	15	117.83	18.35	71.08	20.18	270.67	105.19
2009	15	111.43	14.27	55.28	19.64	232.88	117.77
2010	15	132.35	13.79	53.40	13.61	209.84	126.57
2011	15	127.75	20.13	77.95	54.54	373.80	106.53
2012	15	81.68	8.07	31.28	26.62	129.55	73.74

表 2-16　2005—2012 年住院三代头孢菌素类（J01DD）抗菌药物的消耗情况

年份	样本量	均值	均值的标准误	标准差	最小值	最大值	中位数
2005	3	170.66	52.07	90.20	90.52	268.34	153.13
2006	5	175.59	57.60	128.80	90.90	400.71	120.48
2007	15	158.56	18.66	72.26	37.88	318.12	155.71
2008	15	157.62	19.86	76.94	65.28	351.18	142.84
2009	15	186.68	26.34	102.01	57.03	460.71	150.45
2010	15	188.90	25.33	98.10	66.05	466.73	161.70
2011	15	143.67	16.14	62.52	25.52	252.87	135.62
2012	15	105.25	14.72	56.99	40.78	267.69	93.91

表 2-17　2005—2012 年住院四代头孢菌素类（J01DE）抗菌药物的消耗情况

年份	样本量	均值	均值的标准误	标准差	最小值	最大值	中位数
2005	3	9.71	1.41	2.45	6.97	11.68	10.48
2006	5	20.66	10.28	22.98	4.33	60.36	9.54
2007	15	19.47	6.27	24.27	0.00	72.50	8.55
2008	15	24.98	8.54	33.08	0.96	103.30	12.65
2009	15	22.60	8.20	31.77	0.62	132.60	13.12
2010	15	17.15	5.50	21.31	1.37	88.00	12.31
2011	15	12.19	5.62	21.76	0.00	88.33	5.49
2012	15	6.97	2.21	8.57	0.00	29.40	2.93
2012	15	21.28	5.11	19.78	1.14	68.82	16.96

表 2-18　2005—2012 年住院碳青霉烯类（J01DH）抗菌药物的消耗情况

年份	样本量	均值	均值的标准误	标准差	最小值	最大值	中位数
2005	3	4.84	0.50	0.87	3.96	5.70	4.86
2006	5	4.03	1.10	2.46	1.10	7.63	4.32
2007	15	9.26	2.18	8.46	1.40	29.51	6.72
2008	15	11.51	2.36	9.13	2.45	30.48	9.38
2009	15	13.32	2.46	9.54	1.99	33.18	11.26
2010	15	17.70	2.96	11.45	3.80	45.39	13.93
2011	15	19.37	3.17	12.28	4.22	36.81	17.87
2012	15	19.34	2.57	9.95	4.59	36.86	17.85

表 2-19 2005—2012 年住院大环内酯类（J01FA）抗菌药物的消耗情况

年份	样本量	均值	均值的标准误	标准差	最小值	最大值	中位数
2005	3	43.30	18.38	31.84	10.54	74.13	45.25
2006	5	39.66	16.70	37.33	5.17	102.41	29.59
2007	15	69.31	26.46	102.48	13.99	412.12	28.99
2008	15	68.30	21.99	85.16	10.29	307.34	32.35
2009	15	58.18	13.05	50.56	16.40	174.75	38.52
2010	15	49.79	11.63	45.03	3.00	180.76	46.69
2011	15	32.02	6.12	23.72	2.33	76.02	26.60
2012	15	21.28	5.11	19.78	1.14	68.82	16.96

表 2-20 2005—2012 年住院 ICU 全身用抗菌药物（J01+J02）抗菌药物的消耗情况

年份	样本量	均值	均值的标准误	标准差	最小值	最大值	中位数
2005	1	737.57	0.00	0.00	737.57	737.57	737.57
2006	3	1932.42	1095.19	1896.92	683.75	4115.26	998.26
2007	5	2824.58	777.97	1739.58	660.01	4662.33	3169.53
2008	6	3103.25	782.1	1915.92	901.86	5631.44	3133.47
2009	7	2953.77	918.40	2429.87	887.96	7522.53	2456.17
2010	7	2468.81	837.25	2215.15	836.10	6711.41	1650.80
2011	14	1976.32	455.35	1703.77	729.74	6435.78	1293.64
2012	14	1882.33	506.01	1003.31	479.51	6108.50	1003.29

如图 2-4 所示,中国 15 家三级甲等医院 ICU 全身用抗菌药物的消耗量从 2005—2008 年呈现明显的上升趋势,从 2008—2012 年呈现下降趋势。15 家三级甲等医院 ICU 全身用抗菌药物的平均消耗量约为 2200DDD（限定日计量）/1000 床日。

（二）中国－瑞典医院抗菌药物消耗情况比较

图 2-5 为中国和瑞典住院全身用抗菌药物消耗量的比较,中国住院全身用抗菌药物的消耗量 2009—2012 年呈下降趋势,而瑞典则呈现轻微的上升趋势。2011 年,中国和瑞典的住院全身用抗菌药物消耗量大致相同。

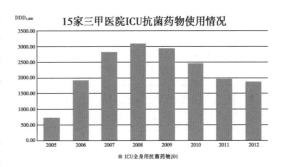

图 2-4 中国 15 家三甲医院住院 ICU
全身用抗菌药物的消耗量

如图 2-6 所示,瑞典医院 ICU 全身用抗菌药物的消耗量整体呈现上升趋势,ICU 全身用抗菌药物的消耗量 1999—2004 年和 2005—2007 年均呈现明显的上升趋势,从 2007—2009 年呈现下降趋势。瑞典医院 ICU 全身用抗菌药物的平均消耗量约为 1400DDD/1000 床日。

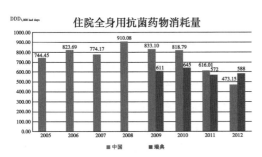

图 2-5 中国和瑞典住院全身
用抗菌药物消耗量的比较

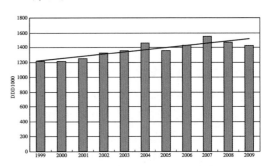

图 2-6 瑞典医院住院 ICU 全身
用抗菌药物的消耗量

　　中国15家三甲医院住院抗菌药物的分类使用情况见图2-7,由图中可以看出,使用量较多的抗菌药物包括青霉素类、喹诺酮类、三代头孢菌素类。青霉素类抗菌药物的使用量整体上呈现下降的趋势,尤其是2008年以后。喹诺酮类抗菌药物的使用量从2005—2008年是呈现上升趋势的,从2008—2012年是呈现下降趋势的。一代头孢菌素类抗菌药物的使用量从2005—2011年均为上升趋势,只有2012年略有下降,但是一代头孢菌素类抗菌药物的使用量明显低于二代、三代头孢菌素类抗菌药物的使用量。二代头孢菌素类抗菌药物的使用量从2005—2008年是呈上升趋势的,2010年以后逐年下降。三代头孢菌素类抗菌药物是头孢菌素类抗菌药物中使用量最大的。直到2011年,三代头孢菌素类抗菌药物的使用量才逐渐下降,但仍略高于头孢菌素类抗菌药物中使用量第二的二代头孢菌素类抗菌药物。四代头孢菌素类抗菌药物的使用量从2009年开始也略有下降。虽然碳青霉烯类抗菌药物的使用量也一直处于较低的水平,但是碳青霉烯类抗菌药物的使用量却是逐年增长的。大环内酯类抗菌药物的使用量在各类抗菌药物中处于中等水平,但从2008年开始其使用量也呈现了逐年下降的趋势。

　　图2-8是瑞典7家医学院教学医院住院抗菌药物的分类使用情况,由图中可以看出,这7家医院主要使用的抗菌药物为青霉素类抗菌药物,使用量远高于其他类型的抗菌药物。2009—2012年,青霉素类、碳青霉烯类、三代头孢菌素类抗菌药物的使用量均略有增高,喹诺酮类抗菌药物是使用量(略有下降)第二的抗菌药物,三代头孢菌素类抗菌药物的使用量排在第三位,碳青霉烯类抗菌药物的使用量则排在第四位,说明最近三年,这7家医院使用量较大的抗菌药物均有所增加。除了前几种抗菌药物之外,二代头孢菌素类抗菌药物的使用量也较大,但其使用量是略有下降的。大环内酯类抗菌药物和一代头孢菌素类抗菌药物在这7家医院也有使用,但使用量较小,而且,瑞典的7家医学院教学医院未使用四代头孢菌素类抗菌药物。

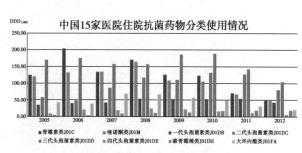

图2-7　中国15家三甲医院住院
抗菌药物的分类使用情况

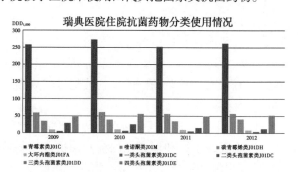

图2-8　瑞典7家医学院教学医院住院
抗菌药物的分类使用情况

三、医院住院抗菌药物使用排名

(一)医院住院抗菌药物消耗量排名

　　如图2-9所示,中国15家医院住院抗菌药物消耗量中频数排名第一的抗菌药物有左氧氟沙星和头孢呋辛,分别属于喹诺酮类和二代头孢菌素类抗菌药物。排名第二的抗菌药物有头孢呋辛、左氧氟沙星和奥硝唑,其中,奥硝唑属于其他抗菌药类。排名第三的抗菌药物有头孢哌酮他唑巴坦、头孢哌酮舒巴坦、左氧氟沙星、奥硝唑、莫西沙星,头孢哌酮他唑巴坦和头孢哌酮舒巴坦属于三代头孢菌素类,莫西沙星与左氧氟沙星同属于喹诺酮类抗菌药物。排名第四的抗菌药物有奥硝唑、头孢哌酮他唑巴坦、头孢哌酮舒巴坦、头孢甲肟,头孢甲肟与头孢哌酮他唑巴坦、头孢哌酮舒巴坦同属于三代头孢菌素类抗菌药物。排名第五的抗菌药物有奥硝唑和莫西沙星。由此可见,中国15家医院消耗量较大的抗菌药物主要有喹诺酮类、二代头孢菌素类、三代头孢菌素类抗菌药物。临床治疗各种感染性疾病最基本、应该最常用的抗菌药物并不在消耗量排名前列。头孢菌素类也应该是临床最常用的抗菌药物之一,但一类头孢菌素在中国医院使用已不多。

　　如图2-10所示,瑞典医院住院抗菌药物消耗量排名第一的抗菌药物有氯唑西林和强力霉素,分别属

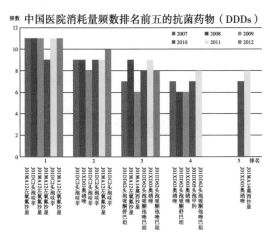

图 2-9　中国 15 家三甲医院住院
抗菌药物消耗量的频数排名

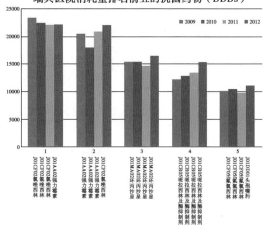

图 2-10　瑞典医院住院抗菌
药物消耗量的排名情况

于青霉素类和四环素类抗菌药物。排名第二的抗菌药物有强力霉素和氯唑西林。排名第三的抗菌药物为环丙沙星，属于喹诺酮类抗菌药物。排名第四的抗菌药物为哌拉西林及酶抑制剂，属于青霉素类抗菌药物。排名第五的抗菌药物有氟氯西林和头孢噻肟，氟氯西林属于青霉素类，头孢噻肟属于三代头孢菌素类抗菌药物。由此可见，瑞典医院消耗量较大的抗菌药物主要有青霉素类、四环素类、喹诺酮类、三代头孢菌素类抗菌药物。在青霉素和四环素类抗菌药物消耗量排名上，瑞典与中国形成强烈反差，这两类药物并非中国医院较常用的抗菌药物，在瑞典的医学院教学医院（相当于中国的三甲医院）中仍在广泛使用。

（二）医院住院抗菌药物消耗金额排名

如图 2-11 所示，中国 15 家医院住院抗菌药物消耗金额中频数排名第一的抗菌药物有头孢哌酮他唑巴坦、头孢哌酮舒巴坦、美罗培南、亚胺培南西司他丁，分别属于三代头孢菌素类和碳青霉烯类抗菌药物。排名第二的抗菌药物有亚胺培南西司他丁、美罗培南、左氧氟沙星、头孢硫脒和哌拉西林舒巴坦，其中，头孢硫脒属于一代头孢菌素类抗菌药物，哌拉西林舒巴坦属于青霉素类抗菌药物，左氧氟沙星属于喹诺酮类抗菌药物。排名第三的抗菌药物有哌拉西林舒巴坦、头孢哌酮他唑巴坦、头孢替安、头孢米诺、头孢曲松，头孢替安属于二代头孢菌素类抗菌药物，头孢米诺、头孢哌酮他唑巴坦和头孢曲松属于三代头孢菌素类抗菌药物。排名第四的抗菌药物有哌拉西林舒巴坦、美罗培南、头孢哌酮他唑巴坦。排名第五的抗菌药物有哌拉西林舒巴坦和头孢呋辛，头孢呋辛属于二代头孢菌素类抗菌药物。由此可见，中国 15 家医院消耗金额较大的抗菌药物主要有三代头孢菌素类、二代头孢菌素类、碳青霉烯类、青霉素类、喹诺酮类、一代头孢菌素类抗菌药物。联系消耗量排名前列的抗菌药物，很有意思的是：临床治疗感染性疾病应该最常用的青霉素类消耗量排名不在前列，消耗金额却排名靠前。说明在中国医院中使用较多的是价格高的青霉素类抗菌药物，价格低廉的青霉素类不被广泛使用。碳青霉烯类也是消耗量排名不在前列，消耗金额排名前列，也是因为这类抗菌药物普遍价格较高。

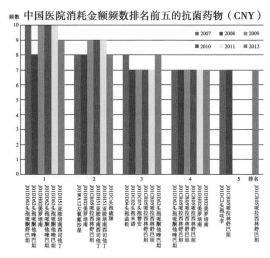

图 2-11　中国 15 家三甲医院住院抗菌
药物消耗金额的频数排名

第三章

我国医院抗菌药物应用政策干预效果分析

一、中国抗菌药物的监管体制

（一）监管主体

国务院药品监督管理部门设置国家药品检验机构,省、自治区、直辖市人民政府药品监督管理部门可以在本行政区域内设置药品检验机构,依法实施药品审批和药品质量监督检查所需的药品检验工作。国家卫生健康委员会负责全国医疗机构药事管理工作,县级以上地方卫生行政部门(含中医药行政管理部门)负责本行政区域内的医疗机构药事管理工作。

国家市场监督管理总局主管全国药品不良反应报告和监测工作,地方各级药品监督管理部门主管本行政区域内的药品不良反应报告和监测工作。各级卫生行政部门负责本行政区域内医疗机构与实施药品不良反应报告制度有关的管理工作。国家卫生健康委员会负责全国医疗机构抗菌药物临床应用的监督管理,县级以上地方卫生行政部门负责本行政区域内医疗机构抗菌药物临床应用的监督管理。

（二）监管内容

全国合理用药监测系统中第一批全国合理用药监测系统监测点医院共 960 家,其中,医院信息化水平较高的 473 家医院作为核心监测点医院。监测点医院必须上报"药物临床应用监测子系统"和"用药(械)相关医疗损害事件监测子系统"信息。其中,核心监测点医院还必须上报"处方监测子系统"信息,其他监测点医院可以选报"处方监测子系统"信息。各监测点医院需一次性上报本院 HIS 系统的药品、疾病、手术、科室等信息编码名称对应表,对应表内容如有更改,需及时上报。医疗机构发生用药(械)相关医疗损害事件,要立即通过网络直报或传真、信函、电话等形式向全国合理用药监测办公室报告。监测系统收集的信息主要包括:药物临床应用情况;用药相关医疗损害事件情况;处方、病案首页和医嘱;重点单病种药物治疗情况;省级以上卫生行政部门确定的其他需要监测的情况。

抗菌药物临床应用监测网和细菌耐药监测网第一批包含 109 家医院,抽查与分析住院病人的药品(抗菌药物)使用情况和抽查、分析门诊药品的使用情况,监测从住院、门诊病人分离的细菌耐药状况,并成立全国抗菌药物临床应用监测网(中心)工作办公室。目前,在原有"两网"监测单位的基础上,监测单位已扩大到包含 1349 家二级以上医院,主要收集门诊、住院患者抗菌药物使用情况、住院患者抗菌药物使用消耗情况和医院抗菌药物使用管理情况,以便更加及时、准确地反映全国的抗菌药物临床应用和细菌耐药情况。

（三）监管手段

全国合理用药监测系统包括 4 个子系统,分别为:药物临床应用监测子系统、处方监测子系统、用药

（械）相关医疗损害事件监测子系统、重点单病种监测子系统。全国合理用药监测的信息上报采用网络直报方式。登录全国合理用药监测系统网站（www.cnrud.com），点击网站首页中的"全国合理用药监测系统数据上报"链接，进入网络直报页面。每月5日24时前上报上个月"药物临床应用监测子系统"和"处方监测子系统"信息。用药（械）相关医疗损害事件可以通过网络直报或传真、信函、电话等形式立即向全国合理用药监测办公室报告。

同时，医疗机构评审标准中包含药品监督管理和物价部门的证明材料，将药品临床的合理应用与医疗机构的评审等挂钩，促进医疗机构不断改善临床药品的使用情况。

（四）监管依据

2002年1月21日，卫生部、国家中医药管理局印发了《医疗机构药事管理暂行规定》，规定二级以上的医院应成立药事管理委员会，其他医疗机构可成立药事管理组。2002年8月4日，国务院发布了《中华人民共和国药品管理法实施条例》，规定药品监督管理部门（含省级人民政府药品监督管理部门依法设立的药品监督管理机构）依法对药品的研制、生产、经营、使用实施监督检查。国务院和省、自治区、直辖市人民政府的药品监督管理部门应当根据药品质量抽查检验结果，定期发布药品质量公告。2004年3月4日，卫生部和国家食品药品监督管理局发布了《药品不良反应报告和监测管理办法》，指明我国实行药品不良反应报告制度。国家食品药品监督管理局主管全国药品不良反应监测工作，省、自治区、直辖市人民政府（食品）药品监督管理局主管本行政区域内的药品不良反应监测工作，各级卫生主管部门负责医疗卫生机构中与实施药品不良反应报告制度有关的管理工作。国家食品药品监督管理局定期通报国家药品不良反应报告和监测情况。2004年8月10日，卫生部发布了《处方管理办法（试行）》，对处方的开具、调剂、使用、保存的规范化管理进行了规定，并于2006年2月14日发布了《处方管理办法》，2010年2月10日印发了《医院处方点评管理规范（试行）》。2004年8月19日，卫生部、国家中医药管理局印发了《抗菌药物临床应用指导原则》，分别介绍了抗菌药物临床应用的基本原则，抗菌药物临床应用的管理，各类抗菌药物的适应证和注意事项，以及各类细菌性感染的治疗原则及病原治疗。2005年8月卫生部、国家中医药管理局和总后勤部卫生部下发《关于建立抗菌药物临床应用及细菌耐药监测网的通知》，指出在全国建立"抗菌药物临床应用监测网"和"细菌耐药监测网"。2006年7月7日，卫生部办公厅下发《关于进一步做好抗菌药物临床应用和细菌耐药监测工作的通知》，加强了抗菌药物临床应用监测和细菌耐药监测网成员单位的管理，指导有关单位切实做好监测工作，保证监测质量。2008年3月19日，卫生部发布了《卫生部办公厅关于进一步加强抗菌药物临床应用管理的通知》，要求进一步加强外科围术期的抗菌药物预防应用和氟喹诺酮类等药物的管理，逐步建立抗菌药物临床应用预警机制。2009年1月22日，卫生部、总后勤部卫生部、国家中医药管理局发布了《加强全国合理用药监测工作方案》，指出截至2012年底，建立并全面运行覆盖全国二级以上医院的监测系统，建立覆盖全国的基层医疗机构抗菌药物临床应用抽样监测系统，完善药物合理使用和不良事件监测制度。2009年3月23日，卫生部下发了《卫生部办公厅关于抗菌药物临床应用管理有关问题的通知》，对常见手术预防用抗菌药物的选择进行了说明。2010年3月10日，卫生部办公厅印发了《全国合理用药监测方案（技术部分）》，指出全国合理用药监测系统的内容和监测点医院。2010年12月27日，卫生部、国家食品药品监督管理局、工业和信息化部、农业部制定了《全国抗菌药物联合整治工作方案》，开展全国抗菌药物联合整治工作，进一步加强我国抗菌药物生产、流通、使用等各环节的管理，促进我国抗菌药物合理应用，确保人民群众用药安全。2011年1月30日，卫生部、国家中医药管理局、总后勤部卫生部印发了《医疗机构药事管理规定》，规定卫生部、国家中医药管理局负责全国医疗机构药事管理工作的监督管理；县级以上地方卫生行政部门、中医药行政部门负责本行政区域内医疗机构药事管理工作的监督管理；军队卫生行政部门负责军队医疗机构药事管理工作的监督管理。2012年4月，卫生部颁布了《抗菌药物临床应用管理办法》，指出卫生部负责全国医疗机构抗菌药物临床应用的监督管理；县级以上地方卫生行政部门负责本行政区域内医疗机构抗菌药物临床应用的监督管理;并指出抗菌药物临床应用实行分级管理。2013年5月6日,国家卫生和计划生育委员会办公厅下发了《关于进一步开展全国抗菌药物临床应用专项整治活动的通知》,指出明确抗菌药物临床应用管理组织机构,以及各相关部门在抗菌药物临床应用管理中的职责分工,层层落实责任制,建立、健全抗菌药物临床应用管理工作制度和监督管理机制。

(五)监管措施

1. 建立健全抗菌药物临床应用管理政策 我国对抗菌药物合理使用非常重视,卫生行政部门和药品监督部门积极采取措施,加强抗菌药物的使用管理。2012年4月,卫生部颁布的《抗菌药物临床应用管理办法》(以下简称《办法》),旨在加强医疗机构抗菌药物临床应用管理,规范抗菌药物临床应用行为,提高抗菌药物临床应用水平,促进临床合理应用抗菌药物,控制细菌耐药,保障医疗质量和医疗安全。此《办法》为我国临床抗菌药物合理使用提供了法制保障,是我国医疗机构抗菌药物合理使用的纲领性文件。《办法》共6章59条,包括总则、组织机构和职责、抗菌药物临床应用管理、监督管理、法律责任和附则。起草过程中紧紧围绕国家药物政策和临床合理用药工作,重点规定了以下内容:①建立抗菌药物临床应用分级管理制度。明确规定了以安全性、有效性、细菌耐药情况和价格因素等4个方面作为抗菌药物临床应用分级管理的基本原则,将抗菌药物分为非限制使用、限制使用与特殊使用三级管理。②规定医师、药师要经抗菌药物临床应用知识和规范管理培训,考核合格后方可取得相应级别抗菌药物处方权和调剂资格。明确了医疗机构抗菌药物遴选、采购、临床使用、监测和预警、干预与退出全流程工作机制。③规定原卫生部、省级卫生行政部门建立国家级和省级抗菌药物临床应用监测网和细菌耐药监测网,动态监测、分析抗菌药物临床应用和细菌耐药形势,有针对性地开展抗菌药物临床应用质量管理与控制工作,指导临床合理用药。④加大对不合理用药现象的干预力度,建立细菌耐药预警机制。要求医疗机构及时掌握本机构及临床各专业科室抗菌药物使用情况,评估抗菌药物使用适宜性;对抗菌药物使用趋势进行分析,对抗菌药物不合理使用情况及时采取有效干预措施。⑤明确监督管理和法律责任,明确县级以上卫生行政部门是医疗机构抗菌药物临床应用情况监督检查主体。要求县级以上卫生行政部门建立抗菌药物临床应用情况排名、公布和诫勉谈话制度,将医疗机构抗菌药物临床应用情况纳入医疗机构考核指标体系。依法依规对医疗机构、医师和药师出现违反本办法的相应情况给予相应处理。

2. 不断完善抗菌药物临床应用技术性文件 为了规范抗菌药物的使用,减少抗菌药物不合理应用导致的各种药物不良反应,切实保障人民群众的健康,原卫生部、原国家中医药管理局及解放军总后勤部卫生部于2004年8月联合颁布实施了《抗菌药物临床应用指导原则》,这是我国首次颁布的关于合理应用抗菌药物的文件,针对临床上用不用抗菌药,选用何种抗菌药,采用怎样的给药方案都作出了规范指导,既原则又具体,既有专业要求,又有管理配套,富有可操作性。这份文件的颁布对促进抗菌药物的合理应用、减少不良反应、减缓细菌耐药性的产生、提高医疗质量有着深远的影响。《抗菌药物临床应用指导原则》的出台进一步规范了抗菌药物的合理使用。

3. 全面建设抗菌药物临床应用和细菌耐药监测体系 建立国家级和省级抗菌药物临床应用监测网和细菌耐药监测网,完善了监测技术方案,采用信息化手段,动态监测、分析全国和本地区抗菌药物临床应用和细菌耐药形势,有针对性地开展抗菌药物临床应用质量管理与控制工作,指导临床合理用药。2005年只对全国100余家三级医院进行抗菌药物临床应用和细菌耐药形势进行监测,2013年实现了对全国1400余家二级以上医院进行全面的监测。

4. 深入加强教育培训机制

(1)针对临床医务人员和药学人员的"星火计划":"全国基层医疗机构抗菌药物临床合理应用培训计划",也称"星火计划",是原卫生部重点项目之一,由原卫生部医政司负责组织和管理,原卫生部合理用药专家委员会负责对基层医生遏制抗菌药物滥用的培训具体实施工作。该项目计划从2009年起,进行后两年时间在全国 31 个省(区、市)以巡讲的方式完成对全国 3 万 ~4.5 万名基层医师的培训工作。

(2)针对微生物检验人员的"萌芽计划":由卫生部医政司于 2008 年正式立项,委托卫生部合理用药专家委员会负责组织实施的项目。该项目于 2009 年正式启动,旨在提升我国二级医院临床微生物检验的理论水平与专业技能,并开展二级医院细菌耐药监测。2009—2012 年项目运行期间内,"萌芽计划"共举办了 6 场全国范围理论培训会,参会医师总计数千名,在 11 个实践操作培训定点医院(三甲医院)培训了近百名实验室检验技师,使他们能真正独立规范地进行实验室微生物检验工作。

(3)针对医疗机构抗菌药物管理人员的"烽火计划":为了推进医院精细化管理,不断提高抗菌药物规范管理和合理使用水平,原卫生部开展抗菌药物临床管理"烽火计划"。召开国家和地区范围的培训会,针对医疗机构抗菌药物管理人员进行培训,聘请专家就抗菌药物的遴选与管理、围术期预防用抗菌药物管理与实践、细菌耐药现状和抗菌药物的合理应用、革兰阳性耐药菌感染防治进展等方面作了专题报告。

5. 多方开展督导检查工作　为了加强抗菌药物临床应用管理,促进合理用药,卫生部于 2011 年 4 月启动为期 3 年的全国抗菌药物临床应用专项整治活动,按年度下发活动方案,并开展督导检查工作。多次召开全国抗菌药物临床应用专项整治活动工作视频会议,部领导出席并作重要讲话。2011 年 5~12 月分五轮对全国 31 个省、自治区、直辖市和新疆生产建设兵团共 430 余家医院展开抗菌药物临床应用专项整治活动督导检查。2012 年 10~11 月,分 10 组对全国 31 个省、自治区、直辖市共 283 家医院开展了"医疗质量万里行"及抗菌药物临床应用专项整治活动。经过连续两年活动的开展,在各级卫生行政部门和各级各类医疗机构的共同努力下,我国抗菌药物管理和临床应用水平得到大幅提升,抗菌药物不合理使用现象得到了明显遏制。细菌耐药问题也有所好转。主要表现在:抗菌药物品种达到规定数量,绝大多数医院抗菌药物品种、品规数量符合规定;94.31% 的受检综合医院抗菌药物品种数量达标;94.2% 的受检医院抗菌药物品种数量达标(其中包括综合医院、妇产医院、肿瘤医院、儿童医院、口腔医院);门诊、急诊、住院患者抗菌药物使用率基本达标,使用强度有所下降,微生物送检率逐步提高;大部分医院门诊、急诊抗菌药物处方比例、住院患者抗菌药物使用率和使用强度有所下降,使用率基本达标,使用强度接近活动要求目标,微生物送检率逐步提高;不合理医疗费用得到了进一步有效控制。以天津为例,该市 2011 年 1~4 月比 2010 年同期抗菌药物网上采购金额增加了 1.2 亿元,从 2011 年 5 月份开展抗菌药物临床应用专项整治活动后,在全市诊疗人次量增加 2236 万人次、入院人数增加 13.4 万人次、手术例数增加 2.8 万人次的情况下,2011 年 5 月至 2012 年 4 月和前一年度同比,抗菌药物全市网上采购金额减少了 3.4 亿元。

二、样本医院抗菌药物使用政策干预效果分析

中国政府从 2004 年开始采取了一系列措施应对抗菌药物不合理使用情况及其导致的问题,特别是 2011—2013 年,卫生部在全国范围内开展抗菌药物临床应用专项整治活动,并且持续制定了年度活动方案。本节利用分段线性回归方法对本研究样本医院这一活动是否取得成效进行了分析。

在表 3-1 中,模型 1 是没有经过调整的简单线性回归的结果(Durbin-Watson 统计量为 1.41),而模型 2 则是使用 Prais-Winsten 估计式进行调整后的线性回归结果。由模型 1 的结果可以看出,在观察开始时,门诊含抗菌药物的平均处方比例为 22.83%,并显著下降($P_1<0.01$)。2011 年 7~9 月是全国干预基本全面落实后的第一个季度,门诊含抗菌药物的处方比例在这一个季度显著下降了 4.7%($P_2<0.05$),从约 18% 下降到 13%。2011 年 9 月后,门诊含抗菌药物的处方比例继续下降,下降速度加快,但下降不显著($P_3=0.395$)。然而经过分段线性回归对自相关的调整,模型 2 的结果显示,干预的效果不再显著,这就表明干预对于门诊含抗菌药物的处方比例影响不大(图 3-1)。

表 3-1　样本医院门诊含抗菌药物处方比例的分段线性回归结果

自变量（independent variables）	系数（coefficient）	标准误（standard Error）	t 值（t value）	P 值（P-value）
模型 1［model 1（no correction for auto-correlation）］				
常数（constant）β_0	22.8334***	0.8178	27.92	0.000
长期趋势（secular trend）β_1	−0.1643**	0.0530	−3.10	0.004
水平变化（change in level）β_2	−4.7372*	2.0372	−2.33	0.028
趋势变化（change in trend）β_3	−0.4211	0.4870	−0.86	0.395
模型 2［model 2（correcting for first-order auto-correlation）］				
常数（constant）β_0	23.0526***	1.0957	21.04	0.000
长期趋势（secular trend）β_1	−0.1832*	0.0702	−3.61	0.014
水平变化（change in level）β_2	−3.6534	2.2347	−1.63	0.113
趋势变化（change in trend）β_3	−0.5491	0.5494	−1.00	0.326

Note: ***$P \leqslant 0.001$, **$P \leqslant 0.01$, *$P \leqslant 0.05$.

Durbin-Watson statistic（original）　　　1.407 287

Durbin-Watson statistic（transformed）2.072 903

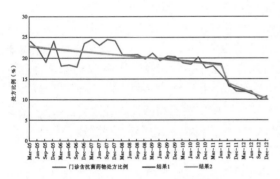

图 3-1　门诊含抗菌药物处方比例的分段回归结果

由表 3-2 中模型 1 的结果（Durbin-Watson 统计量为 1.76）可以看出，在观察开始时，住院手术含抗菌药物的平均病例比例为 97.57%，干预前，季度与季度之间的病例比例都存在显著差异（P_1<0.01），2011 年 9 月，住院手术含抗菌药物的病例比例一个季度下降了 7.53%，从约 92% 下降到 85%（P_2<0.01）。2011 年 9 月后，仍然继续下降（P_3<0.001）。然而经过分段线性回归对自相关的调整，模型 2 的结果显示，干预的效果不再显著，这就表明干预对于住院手术含抗菌药物的病例比例影响不大（图 3-2）。

表 3-2　样本医院住院手术含抗菌药物病例比例的分段线性回归结果

自变量（independent variables）	系数（coefficient）	标准误（standard error）	t 值（t value）	P 值（P-value）
模型 1［model 1（no correction for auto-correlation）］				
常数（constant）β_0	97.5693***	1.0549	92.49	0.000
长期趋势（secular trend）β_1	−0.2157**	0.0683	−3.16	0.004
水平变化（change in level）β_2	−7.5278**	2.6279	−2.86	0.008
趋势变化（change in trend）β_3	−2.9710***	0.6282	−4.73	0.000
模型 2［model 2（correcting for first-order auto-correlation）］				
常数（constant）β_0	97.7840***	1.2625	77.45	0.000
长期趋势（secular trend）β_1	−0.2362**	0.0813	−2.90	0.007
水平变化（change in level）β_2	−5.6786	2.8519	−1.99	0.056
趋势变化（change in trend）β_3	−3.3096***	0.6878	−4.81	0.000

Note: ***$P \leqslant 0.001$, **$P \leqslant 0.01$, *$P \leqslant 0.05$.

Durbin-Watson statistic（original）　　　1.761 139

Durbin-Watson statistic（transformed）1.874 332

由表 3–3 中模型 1 的结果（Durbin–Watson 统计量为 2.21）可以看出，在观察开始时，住院非手术含抗菌药物的平均病例比例为 51.89%，干预前，季度与季度之间的病例比例存在显著差异（$P_1 < 0.05$），而干预后，季度与季度之间的病例比例不存在显著差异（$P_3 > 0.05$）。同时，干预后住院非手术含抗菌药物病例比例的下降也不存在显著性（$P_2 > 0.05$）（图 3–3）。

由表 3–4 中模型 1 的结果（Durbin–Watson 统计量为 1.75）可以看出，在观察开始时，住院含抗菌药物的平均病例比例为 74.72%，干预前，季度与季度之间的病例比例存在显著差异（$P_1 < 0.01$）。2011 年 9 月，住院手术含抗菌药物的病例比例从约 67% 下降到 58%（$P_2 < 0.05$），一个季度下降了 7.28%。2011 年 9 月后，住院含抗菌药物的病例比例继续下降，下降速度加快，但下降不显著（$P_3 > 0.05$）。然而经过分段线性回归对自相关的调整，模型 2 的结果显示，干预的效果不再显著，这就表明干预对于住院含抗菌药物的病例比例影响不大（图 3–4）。

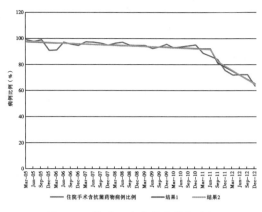

图 3–2　住院手术含抗菌药物病例比例的分段回归结果

表 3–3　样本医院住院非手术含抗菌药物病例比例的分段线性回归结果

自变量（independent variables）	系数（coefficient）	标准误（standard error）	t 值（t value）	P 值（P-value）
模型 1［model 1（no correction for auto–correlation）］				
常数（constant）β_0	51.8878***	2.4448	21.22	0.000
长期趋势（secular trend）β_1	−0.3341*	0.1583	−2.11	0.044
水平变化（change in level）β_2	−6.1154	6.0902	−1.00	0.324
趋势变化（change in trend）β_3	−0.6174	1.4558	−0.42	0.675
模型 2［model 2（correcting for first–order auto–correlation）］				
常数（constant）β_0	51.8441***	2.2051	23.51	0.000
长期趋势（secular trend）β_1	−0.3310*	0.1430	−2.31	0.028
水平变化（change in level）β_2	−6.3847	5.7007	−1.12	0.272
趋势变化（change in trend）β_3	−0.5493	1.3636	−0.40	0.690

Note：***$P \leqslant 0.001$，**$P \leqslant 0.01$，*$P \leqslant 0.05$.

Durbin–Watson statistic（original）　2.213 101

Durbin–Watson statistic（transformed）1.952 978

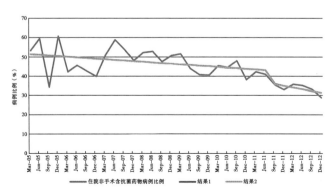

图 3–3　住院非手术含抗菌药物病例比例的分段回归结果

表 3-4　样本医院住院含抗菌药物病例比例的分段线性回归结果

自变量（independent Variables）	系数（Coefficient）	标准误（standard Error）	t 值（t value）	P 值（P-value）
模型 1［model 1（no correction for auto-correlation）］				
常数（constant）β_0	74.7224***	1.3546	55.16	0.000
长期趋势（secular trend）β_1	−0.3001**	0.0877	−3.42	0.002
水平变化（change in level）β_2	−7.2787*	3.3744	−2.16	0.040
趋势变化（change in trend）β_3	−1.4946	0.8066	−1.85	0.074
模型 2［Model 2（correcting for first-order auto-correlation）］				
常数（constant）β_0	74.8308***	1.5282	48.97	0.000
长期趋势（secular trend）β_1	−0.3098**	0.0986	−3.14	0.004
水平变化（change in level）β_2	−6.4485	3.5757	−1.80	0.082
趋势变化（change in trend）β_3	−1.6505	0.8585	−1.92	0.065

Note：***$P \leqslant 0.001$，**$P \leqslant 0.01$，*$P \leqslant 0.05$。

Durbin-Watson statistic（original）　1.749 509

Durbin-Watson statistic（transformed）2.053 656

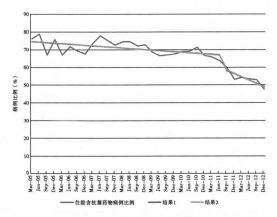

图 3-4　住院含抗菌药物病例比例的分段回归结果

由表 3-5 中模型 1 的结果（Durbin-Watson 统计量为 0.88）可以看出，在观察开始时，门诊抗菌药物输液的平均处方比例为 2.83%，干预前后，季度与季度之间的处方比例均不存在显著差异（P_1>0.05，P_3>0.05），并且干预后门诊抗菌药物输液的处方比例的变化也没有统计学意义（P_2>0.05）（图 3-5）。

由表 3-6 中模型 1 的结果（Durbin-Watson 统计量为 1.95）可以看出，在观察开始时，住院手术抗菌药物输液的平均病例比例为 94.04%，干预前，季度与季度之间的病例比例均存在显著差异（P_1<0.001）。2011 年 9 月，住院手术抗菌药物输液的病例比例从约 87% 下降到 78%，一个季度下降了 0.28%（P_2<0.05）。2011 年 9 月后，

表 3-5　样本医院门诊抗菌药物输液处方比例的分段线性回归结果

自变量（independent variables）	系数（coefficient）	标准误（standard error）	t 值（t value）	P 值（P-value）
模型 1［model 1（no correction for auto-correlation）］				
常数（constant）β_0	2.8280***	0.4544	6.22	0.000
长期趋势（secular trend）β_1	0.0274	0.0294	0.93	0.359
水平变化（change in level）β_2	−0.9115	1.1320	−0.81	0.427
趋势变化（change in trend）β_3	−0.0810	0.2706	−0.30	0.767
模型 2［model 2（correcting for first-order auto-correlation）］				
常数（constant）β_0	2.6182***	0.7429	3.52	0.001
长期趋势（secular trend）β_1	0.0368	0.0469	0.79	0.439
水平变化（change in level）β_2	−0.7000	1.1425	−0.61	0.545
趋势变化（change in trend）β_3	−0.1355	0.3057	−0.44	0.661

Note：***$P \leqslant 0.001$，**$P \leqslant 0.01$，*$P \leqslant 0.05$。

Durbin-Watson statistic（original）　0.881 408

Durbin-Watson statistic（transformed）1.818 914

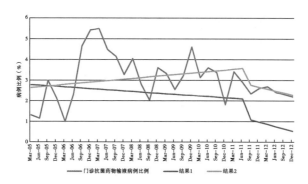

图 3-5　门诊抗菌药物输液处方比例的分段回归结果

表 3-6　样本医院住院手术抗菌药物输液病例比例的分段线性回归结果

自变量（independent Variables）	系数（coefficient）	标准误（standard error）	t 值（t value）	P 值（P-value）
模型 1［model 1（no correction for auto-correlation）］				
常数（constant）β_0	94.0409***	1.1227	83.76	0.000
长期趋势（secular trend）β_1	−0.2792***	0.0727	−3.84	0.001
水平变化（change in level）β_2	−5.9548*	2.7968	−2.13	0.042
趋势变化（change in trend）β_3	−2.6146***	0.6686	−3.91	0.001
模型 2［model 2（correcting for first-order auto-correlation）］				
常数（constant）β_0	94.0521***	1.1480	81.93	0.000
长期趋势（secular trend）β_1	−0.2805***	0.0743	−3.77	0.001
水平变化（change in level）β_2	−5.7948*	2.8317	−2.05	0.050
趋势变化（change in trend）β_3	−2.6467***	0.6771	−3.91	0.001

Note：***$P \leqslant 0.001$，**$P \leqslant 0.01$，*$P \leqslant 0.05$.

Durbin-Watson statistic（original）　　1.949 221

Durbin-Watson statistic（transformed）　1.981 903

住院手术抗菌药物输液的病例比例仍继续显著下降（$P_3 \leqslant 0.001$）。并且，经过分段线性回归对自相关的调整，模型 2 的结果显示，干预的效果仍然具有统计学意义，这就表明干预对于住院手术抗菌药物输液的病例比例存在显著影响（图 3-6）。

由表 3-7 中模型 1 的结果（Durbin-Watson 统计量为 1.41）可以看出，在观察开始时，住院非手术抗菌药物输液的平均病例比例为 52.77%，干预前后，季度与季度之间的病例比例均不存在显著差异（$P_1>0.05$，$P_3>0.05$），并且干预后住院非手术抗菌药物输液病例比例的变化也不存在统计学意义（$P_2>0.05$）（图 3-7）。

由表 3-8 中模型 1 的结果可以看出，在观察开始时，住院抗菌药物输液的平均病例比例为 75.17%，干预前，季度与季度之间的病例比例存在显著差异（$P_1<0.001$）。2011 年 9 月，住院抗菌药物输液的病例比例从约 64% 下降到 54%，一个季度下降了 0.42%（$P_2<0.05$）。2011 年 9 月后，住院抗菌药物输液的病例比例继续下降，下降速度加快，但下降不显著（$P_3>0.05$）。经过分段线性回归对

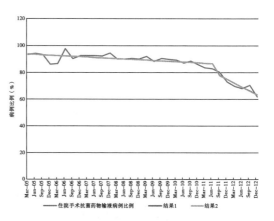

**图 3-6　住院手术抗菌药物输液
病例比例的分段回归结果**

自相关的调整,模型 2 的结果显示,干预的效果仍然具有统计学意义,这就表明干预对于住院抗菌药物输液的病例比例存在显著影响(图 3-8)。

表 3-7　样本医院住院非手术抗菌药物输液病例比例的分段线性回归结果

自变量(independent variables)	系数(coefficient)	标准误(standard error)	t 值(t value)	P 值(P-value)
模型 1 [model 1 (no correction for auto-correlation)]				
常数(constant)β_0	52.7655***	3.1455	16.77	0.000
长期趋势(secular trend)β_1	−0.3889	0.2037	−1.91	0.067
水平变化(change in level)β_2	−10.1167	7.8357	−1.29	0.207
趋势变化(change in trend)β_3	−0.8274	1.8731	−0.44	0.662
模型 2 [model 2 (correcting for first-order auto-correlation)]				
常数(constant)β_0	53.5096***	4.1678	12.84	0.000
长期趋势(secular trend)β_1	−0.4503	0.2672	−1.69	0.103
水平变化(change in level)β_2	−6.5282	8.5773	−0.76	0.453
趋势变化(change in trend)β_3	−1.3526	2.1045	−0.64	0.526

Note:*** $P \le 0.001$, ** $P \le 0.01$, * $P \le 0.05$.

Durbin-Watson statistic(original)　1.406 508

Durbin-Watson statistic(transformed)1.781 143

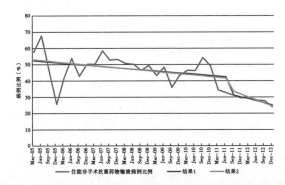

图 3-7　住院非手术抗菌药物输液病例比例的分段回归结果

表 3-8　样本医院住院抗菌药物输液病例比例的分段线性回归结果

自变量(independent variables)	系数(coefficient)	标准误(standard error)	t 值(t value)	P 值(P-value)
模型 1 [model 1 (no correction for auto-correlation)]				
常数(constant)β_0	75.1748***	1.4570	51.59	0.000
长期趋势(secular trend)β_1	−0.4199***	0.09435	−4.45	0.000
水平变化(change in level)β_2	−8.6708*	3.6296	−2.39	0.024
趋势变化(change in trend)β_3	−1.3228	0.8676	−1.52	0.139
模型 2 [model 2 (correcting for first-order auto-correlation)]				
常数(constant)β_0	75.1864***	1.4775	50.89	0.000
长期趋势(secular trend)β_1	−0.4211***	0.09564	−4.40	0.000
水平变化(change in level)β_2	−8.5633*	3.6581	−2.34	0.027
趋势变化(change in trend)β_3	−1.3424	0.8746	−1.53	0.136

Note:*** $P \le 0.001$, ** $P \le 0.01$, * $P \le 0.05$.

Durbin-Watson statistic(original)　1.969 264

Durbin-Watson statistic(transformed)1.998 882

由表 3-9 中模型 1 的结果（Durbin-Watson 统计量为 1.00）可以看出，在观察开始时，手术前 0.5~2 小时预防性使用抗菌药物的平均药物比例为 42.80%，干预前后，季度与季度之间的药物比例均不存在显著差异（$P_1>0.05$，$P_3>0.05$），并且干预后手术前 0.5~2 小时预防性使用抗菌药物比例的下降也没有统计学意义（$P_2>0.05$）（图 3-9）。

由表 3-10 中模型 1 的结果（Durbin-Watson 统计量为 1.86）可以看出，在观察开始时，手术后预防性使用抗菌的平均药物比例为 95.63%，干预前，季度与季度之间的药物比例均存在显著差异（$P_1<0.001$），

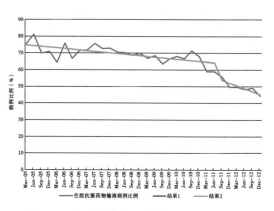

图 3-8　住院抗菌药物输液的分段回归结果

2011 年 9 月，手术后预防性使用抗菌的药物比例从约 75% 下降到 63%，一个季度下降了 8.84%（$P_2<0.05$）。2011 年 9 月后，仍继续显著下降（$P_3<0.01$）。经过分段线性回归对自相关的调整，模型 2 的结果显示，干预的效果仍然具有统计学意义，这就表明干预对于手术后预防性使用抗菌的药物比例存在显著影响（图 3-10）。

表 3-9　样本医院手术前 0.5~2 小时预防性使用抗菌药物病例比例的分段线性回归结果

自变量（independent variables）	系数（coefficient）	标准误（standard error）	t 值（t value）	P 值（P-value）
模型 1［model 1（no correction for auto-correlation）］				
常数（constant）β_0	42.7989***	2.3202	18.45	0.000
长期趋势（secular trend）β_1	−0.05886	0.1502	−0.39	0.698
水平变化（change in level）β_2	5.8882	5.7798	1.02	0.317
趋势变化（change in trend）β_3	1.6659	1.3816	1.21	0.238
模型 2［model 2（correcting for first-order auto-correlation）］				
常数（constant）β_0	42.8380***	3.6768	11.65	0.000
长期趋势（secular trend）β_1	−0.0557	0.2328	−0.24	0.813
水平变化（change in level）β_2	5.0280	6.0139	0.84	0.410
趋势变化（change in trend）β_3	1.6963	1.5751	1.08	0.291

Note：***$P\leqslant0.001$，**$P\leqslant0.01$，*$P\leqslant0.05$.

Durbin-Watson statistic（original）　0.999 001

Durbin-Watson statistic（transformed）1.958 205

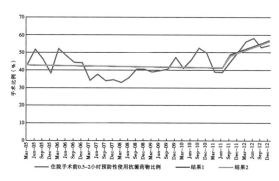

图 3-9　住院手术前 0.5~2 小时预防性使用抗菌药物比例的分段回归结果

表 3-10　样本医院手术后预防性使用抗菌药物病例比例的分段线性回归结果

自变量（independent variables）	系数（coefficient）	标准误（standard error）	t 值（t value）	P 值（P-value）
模型 1［model 1（no correction for auto-correlation）］				
常数（constant）β_0	95.6258***	1.0195	93.79	0.000
长期趋势（secular trend）β_1	-0.7928***	0.0660	-12.01	0.000
水平变化（change in level）β_2	-8.8378**	2.5398	-3.48	0.002
趋势变化（change in trend）β_3	-2.1013**	0.6071	-3.46	0.002
模型 2［model 2（correcting for first-order auto-correlation）］				
常数（constant）β_0	95.6244***	1.0703	89.35	0.000
长期趋势（secular trend）β_1	-0.7938***	0.06923	-11.47	0.000
水平变化（change in level）β_2	-8.5864**	2.6070	-3.29	0.003
趋势变化（change in trend）β_3	-2.1574**	0.6237	-3.46	0.002

Note: ***$P \leqslant 0.001$, **$P \leqslant 0.01$, *$P \leqslant 0.05$.

Durbin-Watson statistic（original）　1.857 902

Durbin-Watson statistic（transformed）1.925 984

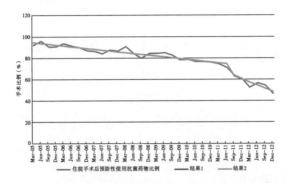

图 3-10　住院手术后预防性使用抗菌药物比例的分段回归结果

三、抗菌药物应用政策干预效果评价

（一）医院抗菌药物使用总体变化情况

除了门诊抗菌药物输液的处方比例略有上升之外，其他指标整体趋势均下降，而且 2011 年开始下降趋势更加明显。门诊抗菌药物输液处方比例的绝对值一直处于较低的水平，但这并不意味着我国医院门诊的抗菌药物使用已经很规范。很多医院是将门诊输液处方归属在急诊的，而本研究统计的门诊不包括急诊。2010 年底，我国推出了全国抗菌药物联合整治工作方案，随着方案的逐步落实，抗菌药物的使用情况明显好转。手术前 0.5~2 小时预防性使用抗菌药物的比例随着时间的变化整体上是上升的，2011 年 6 月起，其上升趋势更加明显。而手术后预防性使用抗菌药物比例则随着时间的变化逐渐下降，2011 年 6 月后的降幅更加明显。由此可以说明，2011 年的抗菌药物整改活动产生了一定的效果。

2011 年 9 月，门诊含抗菌药物的处方比例、住院手术含抗菌药物的病例比例、住院含抗菌药物的病例比例、住院手术抗菌药物输液的病例比例、住院抗菌药物输液的病例比例、手术后预防性使用抗菌的药物比例均显著下降。2011 年 9 月后，其下降更加显著。分段回归结果显示，干预对于住院手术抗菌药物输液的病例比例、住院抗菌药物输液的病例比例、手术后预防性使用抗菌的药物比例存在显著影响。我国干预后的抗菌药物在门诊和住院使用比例与国际认可的标准水平相比，仍处于高位。

（二）医院住院抗菌药物消耗情况

2009—2012 年中国住院全身用抗菌药物的消耗量呈下降趋势，而瑞典则呈现轻微的上升趋势。2011

年,中国和瑞典的住院全身用抗菌药物消耗量大致相同。近年来,我国开始注意抗菌药物的使用,抗菌药物的消耗量随着监管力度的增强不断下降;而瑞典抗菌药物的监管体系已经非常完善,下降的空间非常有限,并且随着老龄化社会的到来,医疗需求在持续不断的增长。中国15家三级甲等医院ICU全身用抗菌药物的消耗量从2005年到2008年呈现明显的上升趋势,从2008年到2012年呈现下降趋势。15家三级甲等医院ICU全身用抗菌药物的平均消耗量约为2200DDD/1000床日。瑞典医院ICU全身用抗菌药物的消耗量整体呈现上升趋势,只有2007年到2009年略有下降。瑞典医院ICU全身用抗菌药物的平均消耗量约为1400DDD/1000床日。中国15家三甲医院住院抗菌药物消耗量较大的主要包括三代头孢菌素类、二代头孢菌素类、青霉素类、喹诺酮类。青霉素类、喹诺酮类、二代头孢菌素类、大环内酯类抗菌药物的消耗量从2008年开始均呈现下降趋势。三代头孢菌素类抗菌药物的消耗量从2011年也逐渐下降。四代头孢菌素类抗菌药物的消耗量从2009年开始也略有下降。这些抗菌药物的下降趋势可能是由于抗菌药物监管力度的加强和整治活动的实施,整体抗菌药物的消耗量下降形成的。中国15家医院住院抗菌药物消耗量中频数排名靠前的抗菌药物有左氧氟沙星、头孢呋辛、奥硝唑、头孢哌酮他唑巴坦、头孢哌酮舒巴坦、莫西沙星和头孢甲肟。中国15家医院住院抗菌药物消耗金额中频数排名靠前的抗菌药物有头孢哌酮他唑巴坦、头孢哌酮舒巴坦、亚胺培南西司他丁、美罗培南、左氧氟沙星、头孢硫脒、哌拉西林舒巴坦、头孢哌酮他唑巴坦、头孢替安、头孢米诺、头孢曲松和头孢呋辛。治疗各种感染性疾病临床最基本、应该最常用的抗菌药物并不在消耗量排名前列。虽然头孢菌素类也应该是临床最常用的,但一类头孢菌素在中国医院使用已不多,主要使用的是二、三代头孢菌素类。瑞典7家医学院教学医院住院抗菌药物消耗量较大的为青霉素类抗菌药物。最近三年,7家医院消耗量较大的抗菌药物均有所增加。瑞典医院住院抗菌药物消耗量排名靠前的抗菌药物有氯唑西林、强力霉素、环丙沙星、哌拉西林及酶抑制剂、氟氯西林和头孢噻肟。消耗量最大的抗菌药物均为临床应用中最基本的抗菌药物。从各类抗菌药物的实际消耗量来看,中国除青霉素类以外的抗菌药物的消耗量都远高于瑞典,许多医疗机构在抗菌药物应用选择上求新、求贵、求广致使中国医疗机构高级别抗菌药物的使用较多,这对于控制细菌耐药性是一个极大的挑战。

第四章

基于定性访谈的抗菌药物
使用与监管现状分析

本研究采取个人深入访谈的方式了解我国抗菌药物监管的现状,访谈对象包含政策制定者 2 人(中央卫生行政部门和药监部门相关管理者各 1 人)、卫生政策研究者 2 人、医药企业从业人员 2 人(中资药企和外资药企各 1 人)、15 个地区政策制定者各 2 人(地方卫生行政部门和药监部门的相关管理者各 1 人)、15 家三甲公立医院的医院管理者各 2 人(各医院主管院长、医务处等相关科室负责人各 1 人)、医生各 5 人(手术科室医生 3 人、非手术科室医生 2 人)、住院病人各 10 人(儿科、感染科、呼吸科、泌尿外科及普外科各 2 人)。访谈内容主要包括中国已上市抗菌药物品种数量是否适宜、抗菌药物的知晓程度及获取渠道、不合理用药的根源、选药的依据、医生的绩效指标等。

一、我国抗菌药物监管的现状

(一)政策制定方

1. 国家卫生行政部门　对原国家卫生和计划生育委员会医政医管局工作人员的访谈结果:我国已上市的抗菌药物品种数量是适当的;从获得渠道上看,访谈对象知晓抗菌药物的安全性与细菌耐药性相关知识的渠道主要是文献、学术会议和培训;在制定相关卫生政策时,原国家卫生计生委也会参考各地上报的抗菌药物临床使用报告;访谈对象认为我国对抗菌药物的监管与发达国家相比是严格的。

2. 国家食品药品监督管理部门　对原国家食品药品监督管理总局政策法规司工作人员的访谈结果:我国已上市的抗菌药物品种数量是适当的;从获得渠道上看,访谈对象知晓抗菌药物的安全性与细菌耐药性的相关知识的渠道主要是文献和同事;在制定相关卫生政策时,原国家食品药品监督管理总局也会参考各地上报的抗菌药物临床使用报告;不认为我国对抗菌药物的监管比发达国家严格。

3. 地方卫生行政部门　在地方卫生行政部门管理者的访谈中,14 个地方卫生行政部门中有 12 个政策制定者认为中国已上市的抗菌药物品种数量过多,占总数的 85.7%;有 13 个地方卫生行政部门的政策制定者知晓抗菌药的安全性;所有 14 个地方卫生行政部门的政策制定者都知晓抗菌药的耐药性(表 4-1)。

对于上述问题知晓渠道的调查结果显示:地方卫生行政部门的政策制定者对于以上问题的知晓主要来自于学术会议及培训,在所调查的 14 个地区中,从以上两个渠道获得信息的被调查者分别占 85.7%、78.6%,而从同事和医药企业方面获得信息的被调查者人数最少,分别占 28.6% 和 14.3%,从文献中获得信息的人数处于中间水平,占 57.1%。研究者认为,从排名前三位的渠道来看,地方卫生行政部门的政策制定者获得抗菌药物相关知识的渠道是相对广泛和客观严谨的。调查显示,92.9% 的地方卫生行政部门政策制定者收到过当地抗菌药物临床使用的监测报告,并有 85.7% 的政策制定者在制定政策的过程中参考了监测报告的结果。

表 4-1　地方卫生行政部门管理者访谈情况分析表

访谈内容	类别	频数	百分数 %	有效百分数 %	累计百分数 %
中国已上市抗菌药物品种数量	过多	12	85.7	85.7	85.7
	合适	2	14.3	14.3	100.0
	合计	14	100.0	100.0	
知晓抗菌药物安全性	是	13	92.9	92.9	100.0
	否	1	7.1	7.1	7.1
	合计	14	100.0	100.0	
知晓细菌耐药性	是	14	100.00	100.00	100.00

此外,值得注意的是,只有 42.9% 的受访单位的卫生政策制定者认为中国对抗菌药物监管比其他国家严格,这个数字提示,从卫生政策制定者的角度来看,中国抗菌药物的监管尺度问题不容乐观。

4. 地方药品监管部门　在地方药品监管部门管理者的访谈中,15 个地方部门中有 7 个地方部门的政策制定者认为中国已上市的抗菌药物品种数量过多,占总数的 46.7%。所有的地方药品监管部门都知晓抗菌药物的安全性和耐药性(表 4-2)。

表 4-2　地方药品监管部门管理者访谈情况分析表

访谈内容	类别	频数	百分数 %	有效百分数 %	累计百分数 %
中国已上市抗菌药物品种数量	过多	8	53.3	53.3	53.3
	合适	7	46.7	46.7	100.0
	合计	15	100.0	100.0	
知晓抗菌药物安全性	是	15	100.0	100.0	100.0
知晓细菌耐药性	是	15	100.0	100.0	100.0

对于上述问题知晓渠道的调查结果显示,地方药品监管部门的管理者对以上问题的知晓来源主要是培训、文献和学术会议,在所调查的 15 个地区中从这三个渠道获得以上信息的被调查者分别占 86.7%、66.7% 和 55.3%,而从同事和医药企业方面获得信息的被调查者人数最少,分别占 20% 和 40%。研究者认为,从排名前三位的渠道来源看,地方药品监管部门获得与抗菌药物相关知识的来源渠道也是相对广泛和具备客观性的。

调查显示,46.7% 的地方药品监管部门的政策制定者收到过当地抗菌药物临床使用的监测报告,并有 60% 的政策制定者在制定政策的过程中参考了监测报告的结果。这两个数据都在较大程度上低于卫生行政部门的管理者,说明抗菌药物临床使用监测报告的上报和使用与卫生行政部门联系的紧密程度要高于药监部门。

此外,值得注意的是,只有 20% 的受访地方药品监管部门认为,中国对抗菌药物监管比其他国家严格,这个数字提示,从药监部门的角度来看,中国抗菌药物的监管尺度问题更加不容乐观。

(二)医院管理方

1. 主管院长

(1)基本情况

如表 4-3 所示,被调查的主管院长中,管理工作时间较长(大于 10 年的占总人数的 80%)、受教育程度较高(研究生学历占 80%)、职称水平较高(高级职称 100%)的几乎都参与了本院抗菌药物临床应用指南的制定(86.7%),另外有 73.3% 的受访者在做管理工作的同时仍旧从事临床工作。

(2)抗菌药物相关信息的知晓率:对受访医院主管院长的访谈结果显示,院长对抗菌药物安全性和耐药性相关信息的知晓程度均为 100%,提示医院的主管院长群体对于抗菌药物安全性和耐药性的相关知识获得程度是有一定的自信的。

表 4-3   受访主管院长的基本情况

访谈内容	类别	频数	百分比 %	有效百分比 %	累计百分比 %
从事管理工作时间	5~10 年	3	20.0	20.0	20.0
	>10 年	12	80.0	80.0	100.0
	合计	15	100.0	100.0	
教育背景	大学	3	20.0	20.0	20.0
	研究生	12	80.0	80.0	100.0
	合计	15	100.0	100.0	
职称	高级	15	100.0	100.0	100.0
制定本院抗菌药物临床应用指南	否	2	13.3	13.3	13.3
	是	13	86.7	86.7	100.0
	合计	15	100.0	100.0	
做管理工作的同时仍旧从事临床工作	否	4	26.7	26.7	26.7
	是	11	73.3	73.3	100.0
	合计	15	100.0	100.0	

对于上述问题知晓渠道的调查结果显示,管理者对以上问题的知晓主要来自于培训、文献和学术会议,在所调查的 15 个地区中从这三个渠道获得以上信息的被调查者分别占 86.7%、73.3% 和 100%,而从同事和医药企业方面获得信息的被调查者人数最少,分别占 33.3% 和 6.7%。从排名前三位的渠道来源看,研究者认为管理者获得抗菌药物相关知识的渠道也是相对广泛和客观的。

(3)不合理用药根源:对于不合理用药根源的访谈结果显示,接受访谈的大部分主管院长认为不合理用药的根源在于医生受年资长者的处方习惯影响、病人的期待与压力和企业的过度促销,分别占总受访人数的 86.7% 、80% 和 60%。而认为医院和医生为了支撑医院运转和补偿较低工资水平、医生知识匮乏和信息获取渠道有限等因素的受访者人数都只占到总人数的 33.3%(表 4-4)。

表 4-4   受访主管院长对不合理用药根源的认识情况

访谈内容	类别	频数	百分比 %	有效百分比 %	累计百分比 %
企业过度促销	否	6	40.0	40.0	40.0
	是	9	60.0	60.0	100.0
	合计	15	100.0	100.0	
医院和医生不得不以药品收入支撑医院运转和补偿较低工资水平	否	10	66.7	66.7	66.7
	是	5	33.3	33.3	100.0
	合计	15	100.0	100.0	
医生知识匮乏	否	10	66.7	66.7	66.7
	是	5	33.3	33.3	100.0
	合计	15	100.0	100.0	
医生信息获取渠道有限	否	10	66.7	66.7	66.7
	是	5	33.3	33.3	100.0
	合计	15	100.0	100.0	
医生受年资长者的处方习惯影响	否	2	13.3	13.3	13.3
	是	13	86.7	86.7	100.0
	合计	15	100.0	100.0	
病人的期待和压力	否	3	20.0	20.0	20.0
	是	12	80.0	80.0	100.0
	合计	15	100.0	100.0	

（4）医生绩效指标：对受访者进行医生绩效指标选择情况的调查结果显示,所有的受访医院主管院长（100%）都认为手术数量应当作为医生绩效的评价指标。此外,认为病人满意度、床日数和诊疗病人数量也应当作为医生绩效指标的人数占80%（表4-5）。

表 4-5　受访主管院长对医生绩效指标的选择情况

访谈内容	类别	频数	百分比 %	有效百分比 %	累计百分比 %
诊疗病人数量	否	3	20	20	20
	是	12	80	80	100
	合计	15	100	100	
检查费用	否	12	80	80	80
	是	3	20	20	100
	合计	15	100	100	
床日数量	否	3	20	20	20
	是	12	80	80	100
	合计	15	100	100	
手术数量	是	15	100	100	100
医疗服务费用	否	12	80	80	80
	是	3	20	20	100
	合计	15	100	100	
药品费用	否	10	66.7	66.7	66.7
	是	5	33.3	33.3	100
	合计	15	100	100	
病人满意度	否	3	20.0	20.0	20.0
	是	12	80.0	80.0	100.0
	合计	15	100.0	100.0	
感染率	否	5	33.3	33.3	33.3
	是	10	66.7	66.7	100.0
	合计	15	100.0	100.0	
3天再诊率	否	11	73.3	73.3	73.3
	是	4	26.7	26.7	100.0
	合计	15	100.0	100.0	

2. 医务处等相关科室负责人

（1）基本情况：在医务处等相关科室负责人中,所有受访者都参与了本院抗菌药物临床应用指南的制定,而在管理工作的同时仍旧承担临床工作的人数比例为46.7%（表4-6）。

表 4-6　受访相关科室负责人的基本情况

访谈内容	类别	频数	百分比 %	有效百分比 %	累计百分比 %
从事管理工作时间	缺省	1	6.7	6.7	6.7
	<5 年	1	6.7	6.7	13.3
	5~10 年	3	20.0	20.0	33.3
	>10 年	10	66.7	66.7	100.0
	合计	15	100.0	100.0	

续表

访谈内容	类别	频数	百分比 %	有效百分比 %	累计百分比 %
教育背景	缺省	1	6.7	6.7	6.7
	大学	5	33.3	33.3	40.0
	研究生	9	60.0	60.0	100.0
	合计	15	100.0	100.0	
职称	缺省	1	6.7	6.7	6.7
	中级	2	13.3	13.3	20.0
	高级	12	80.0	80.0	100.0
	合计	15	100.0	100.0	
制定本院抗菌药物临床应用指南	缺省	1	6.7	6.7	6.7
	否	1	6.7	6.7	13.3
	是	13	86.7	86.7	100.0
做管理工作的同时从事临床工作	缺省	1	6.7	6.7	6.7
	否	7	46.7	46.7	53.3
	是	7	46.7	46.7	100.0
	合计	15	100.0	100.0	

（2）抗菌药物相关信息的知晓率：对受访医院医务处等相关科室负责人的访谈结果显示，对抗菌药物安全性和耐药性相关信息的知晓程度均为100%。

对于上述问题知晓渠道的调查结果显示，科室负责人对以上问题的知晓主要来自于培训、文献和学术会议。在所调查的15个地区中从这三个渠道获得以上信息的被调查者分别占73.3%、86.1%和86.7%，而从同事和医药企业方面获得信息的被调查者人数最少，分别占53.3%和20%。研究者认为，从排名前三位的渠道来源看，地方药监部门获得抗菌药物相关知识的渠道也是相对广泛和客观的。

（3）不合理用药根源：对于不合理用药根源的访谈结果显示，接受访谈的大部分相关科室负责人认为影响不合理用药的根源在于企业过度促销、病人的期待和压力、医生受年资长者的处方习惯影响，分别占总受访人数的73.3%、66.7%和66.7%。而认为医院和医生为了支撑医院运转和弥补过低工资水平、医生知识匮乏和信息获取渠道有限等因素的受访者人数分别占总人数的26.7%、33.3%和20%（表4-7）。

表 4-7　受访相关科室负责人对不合理用药根源的认识情况

访谈内容	类别	频数	百分比 %	有效百分比 %	累计百分比 %
企业过度促销	缺省	1	6.7	6.7	6.7
	否	3	20.0	20.0	26.7
	是	11	73.3	73.3	100.0
	合计	15	100.0	100.0	
医院和医生为了支撑医院运转和补偿较低工资水平	缺省	1	6.7	6.7	6.7
	否	10	66.7	66.7	73.3
	是	4	26.7	26.7	100.0
	合计	15	100.0	100.0	
医生知识匮乏	缺省	1	6.7	6.7	6.7
	否	9	60.0	60.0	66.7
	是	5	33.3	33.3	100.0
	合计	15	100.0	100.0	

续表

访谈内容	类别	频数	百分比 %	有效百分比 %	累计百分比 %
医生信息获取渠道有限	缺省	1	6.7	6.7	6.7
	否	11	73.3	73.3	80.0
	是	3	20.0	20.0	100.0
	合计	15	100.0	100.0	
医生受年资长者的处方习惯影响	缺省	1	6.7	6.7	6.7
	否	4	26.7	26.7	33.3
	是	10	66.7	66.7	100.0
	合计	15	100.0	100.0	
病人期待和压力	缺省	1	6.7	6.7	6.7
	否	4	26.7	26.7	33.3
	是	10	66.7	66.7	100.0
	合计	15	100.0	100.0	

（4）医生绩效指标：对受访者进行医生绩效指标的选择情况调查结果显示，受访的医院相关科室负责人中认为病人满意度、手术数量和诊疗病人数量可以作为医生绩效指标所占的比例最多，分别是86.7%、80% 和 80%（表 4-8）。

表 4-8　受访相关科室负责人对医生绩效指标的选择情况

访谈内容	类别	频数	百分比 %	有效百分比 %	累计百分比 %
诊疗病人数量	缺省	1	6.7	6.7	6.7
	否	2	13.3	13.3	20.0
	是	12	80.0	80.0	100.0
检查费用	缺省	1	6.7	6.7	6.7
	否	10	66.7	66.7	73.3
	是	4	26.7	26.7	100.0
床日数量	缺省	1	6.7	6.7	6.7
	否	4	26.7	26.7	33.3
	是	10	66.7	66.7	100.0
手术数量	缺省	1	6.7	6.7	6.7
	否	2	13.3	13.3	20.0
	是	12	80.0	80.0	100.0
医疗服务费用	缺省	1	6.7	6.7	6.7
	否	9	60.0	60.0	66.7
	是	5	33.3	33.3	100.0
药品费用	缺省	1	6.7	6.7	6.7
	否	10	66.7	66.7	73.3
	是	4	26.7	26.7	100.0
病人满意度	缺省	1	6.7	6.7	6.7
	否	1	6.7	6.7	13.3
	是	13	86.7	86.7	100.0
	合计	15	100.0	100.0	

续表

访谈内容	类别	频数	百分比 %	有效百分比 %	累计百分比 %
感染率	缺省	1	6.7	6.7	6.7
	否	4	26.7	26.7	33.3
	是	10	66.7	66.7	100.0
	合计	15	100.0	100.0	
3 天再诊率	缺省	1	6.7	6.7	6.7
	否	9	60.0	60.0	66.7
	是	5	33.3	33.3	100.0
	合计	15	100.0	100.0	

（三）医生

1. 基本情况　从手术科室和非手术科室医生的对比情况来看,非手术科室医生承担管理工作的年限比手术科室医生略长一些,此外,两类医生定期接受系统合理用药在职培训的比例都比较高,分别是93.3% 和 86.7%（表 4-9 ）。

表 4-9　受访医生的基本情况

访谈内容	类别	手术科室医生		非手术科室医生	
		频数	百分比 %	频数	百分比 %
从事管理工作时间	<5 年	18	40.0	10	33.3
	5~10 年	19	42.2	11	36.7
	>10 年	8	17.8	9	30.0
	合计	45	100.0	30	100.0
教育背景	大学	8	17.8	7	23.3
	研究生	37	82.2	23	76.7
	合计	45	100.0	30	100.0
职称	缺省	1	2.2		
	初级	16	35.6	7	23.3
	中级	19	42.2	12	40.0
	高级	9	20.0	11	36.7
	合计	45	100.0	30	100.0
定期接受系统的合理用药在职培训	缺省	1	2.2	2	6.7
	否	2	4.4	2	6.7
	是	42	93.3	26	86.7
	合计	45	100.0	30	100.0

2. 抗菌药物相关信息的知晓率　对受访手术科室医生的访谈结果显示,抗菌药物安全性和耐药性相关信息的知晓程度为95.6% 和 91.1%。对于上述问题知晓渠道的调查结果显示,手术科室的医生对以上问题的知晓主要来自于培训、文献和学术会议,在所调查的 15 个地区中从这三个渠道获得以上信息的被调查者分别占 75.6%、68.9% 和 60%,而从同事和医药企业方面获得信息的被调查者人数最少,分别占42.2% 和 26.7%。研究者认为,从排名前三位的渠道来源看,手术科室医生获得抗菌药物相关知识的渠道也是相对广泛和客观的。

对受访的非手术科室医生的访谈结果显示,抗菌药物安全性和耐药性相关信息的知晓程度比手术科室医生略高,均为 96.7%。对于上述问题知晓渠道的调查结果显示,非手术科室的医生对以上问题的知晓主要来自于培训、文献和学术会议,在所调查的 15 个地区中从这三个渠道获得以上信息的被调查者分别占 80%、63.3% 和 56.7%,而从同事和医药企业方面获得信息的被调查者人数最少,分别占 43.3% 和 40%,从医药企业获得信息的非手术科室医生明显高于手术科室医生。

3. 不合理用药根源

对于不合理用药问题根源的访谈结果显示,接受访谈的大部分医生认为不合理用药的根源在于医生受年资长者的处方习惯影响与病人的期待和压力,在手术科室医生中分别占总受访人数的 60% 和 55.3%,在非手术科室医生中分别占 46.7% 和 60%;而认为企业促销因素导致不合理用药的手术科室医生和非手术科室医生分别占 42.2% 和 43.3%;对于非手术科室医生来说,承认医生相关知识匮乏而导致不合理用药的比例也较高,占总人数的 40%(表 4-10)。

表 4-10　受访医生对不合理用药根源的认识情况

访谈内容	类别	手术科室医生		非手术科室医生	
		频数	百分比 %	频数	百分比 %
企业过度促销	缺省	2	4.4	1	3.3
	否	24	53.3	16	53.3
	是	19	42.2	13	43.3
	合计	45	100.0	30	100.0
医院和医生不得不以药品收入支撑医院运转和补偿较低工资水平	缺省	2	4.4	1	3.3
	否	27	60.0	20	66.7
	是	16	35.6	9	30.0
	合计	45	100.0	30	100.0
医生知识匮乏	缺省	2	4.4	1	3.3
	否	32	71.1	17	56.7
	是	11	24.4	12	40.0
	合计	45	100.0	30	100.0
医生信息获得渠道有限	缺省	2	4.4	1	3.3
	否	29	64.4	23	76.7
	是	14	31.1	6	20.0
	合计	45	100.0	30	100.0
医生受年资长者的处方习惯影响	缺省	2	4.4	1	3.3
	否	16	35.6	15	50.0
	是	27	60.0	14	46.7
	合计	45	100.0	30	100.0
病人期待和压力	缺省	2	4.4	1	3.3
	否	19	42.2	11	36.7
	是	24	53.3	18	60.0
	合计	45	100.0	30	100.0

4. 选药的主要依据

医生选择药品依据的访谈结果显示,手术科室医生和非手术科室医生选择药品的依据中排名前两位的因素是一致的,按选择人数比例由多到少依次是有效性和安全性,手术科室医生选择这两个因素的人数比例为 95.6% 和 93.3%,非手术科室医生选择这两个因素的人数比例都为 93.3%。而在与抗菌药物选择有关的病原菌的选择与耐药与否也紧随其后,手术科室医生选择此两个因素的比例为 86.7% 和

77.8%,非手术科室医生的比例为93.3%和83.3%。两个医生群体在选择药品的依据方面选择人数比例最小的因素均为企业信息的因素(表4-11)。

表4-11　受访医生对选药依据的认识情况

访谈内容	类别	手术科室医生		非手术科室医生	
		频数	百分比 %	频数	百分比 %
安全性	否	3	6.7	2	6.7
	是	42	93.3	28	93.3
	合计	45	100.0	30	100.0
有效性	否	2	4.4	2	6.7
	是	43	95.6	28	93.3
	合计	45	100.0	30	100.0
质量	否	16	35.6	16	53.3
	是	29	64.4	14	46.7
	合计	45	100.0	30	100.0
病原菌类型	否	6	13.3	2	6.7
	是	39	86.7	28	93.3
	合计	45	100.0	30	100.0
耐药与否	否	10	22.2	5	16.7
	是	35	77.8	25	83.3
	合计	45	100.0	30	100.0
病人经济承受能力	否	13	28.9	9	30.0
	是	32	71.1	21	70.0
	合计	45	100.0	30	100.0
药品价格	否	24	53.3	15	50.0
	是	21	46.7	15	50.0
	合计	45	100.0	30	100.0
病人依从性	否	24	53.3	17	56.7
	是	21	46.7	13	43.3
	合计	45	100.0	30	100.0
企业信息	否	42	93.3	25	83.3
	是	3	6.7	5	16.7
	合计	45	100.0	30	100.0
病人期待	否	35	77.8	21	70.0
	是	10	22.2	9	30.0
	合计	45	100.0	30	100.0

5. 处方的主要依据

在处方依据的访谈结果中,手术科室医生与非手术科室医生选择的比例略有不同,手术科室医生认为影响处方开具的前三位分别为指南、教科书和年资长者的经验,比例为86.7%、68.9%和64.4%,非手术科室医生认为影响处方开具的前三位分别为指南、文献和自身经验,比例为80%,73.3%,和63.3%。可以看出,无论是手术科室医生还是非手术科室医生,指南对于医生开具处方具有重要的影响作用,而手术科室医生比非手术科室医生更依赖年资长者的经验,这个结果也与之前的分析结果中"不合理用药的主要原因在于受年资长者用药习惯的影响"相吻合。同样值得注意的是,结果显示,企业信息的影响同样也被少数医生选择(表4-12)。

6. 84.4% 的手术科室医生有在开具抗菌药物处方前,做微生物学检验,这个数据在非手术科室医生方面是90%。

表 4-12　受访医生对处方依据的认识情况

访谈内容	类别	手术科室医生		非手术科室医生	
		频数	百分比 %	频数	百分比 %
自身经验	否	18	40.0	11	36.7
	是	27	60.0	19	63.3
	合计	45	100.0	30	100.0
年资长者经验	否	16	35.6	14	46.7
	是	29	64.4	16	53.3
	合计	45	100.0	30	100.0
同事经验	否	30	66.7	20	66.7
	是	15	33.3	10	33.3
	合计	45	100.0	30	100.0
教科书	否	14	31.1	13	43.3
	是	31	68.9	17	56.7
	合计	45	100.0	30	100.0
指南	否	6	13.3	6	20.0
	是	39	86.7	24	80.0
	合计	45	100.0	30	100.0
文献	否	20	44.4	8	26.7
	是	25	55.6	22	73.3
	合计	45	100.0	30	100.0
研讨会信息	否	28	62.2	15	50.0
	是	17	37.8	15	50.0
	合计	45	100.0	30	100.0
企业信息	否	37	82.2	21	70.0
	是	8	17.8	9	30.0
	合计	45	100.0	30	100.0

7. 86.7% 的手术科室医生认为我国抗菌药物临床应用指导原则科学性、可操作性强,持反对态度的手术科室医生归结的原因主要是"我国医患关系比较特殊""中国的医疗环境的特殊背景"以及"与实际情况出入很大";88.9% 的非手术科室医生认为我国抗菌药物临床应用指导原则科学性、可操作性强,持反对态度的非手术科室医生归结的原因主要是"不符合国情""操作性比较差"。

8. 医生的收入见图 4-1、图 4-2。

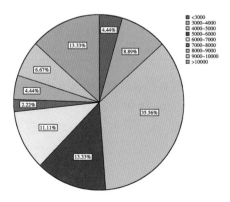

图 4-1　受访手术科室医生的月收入情况

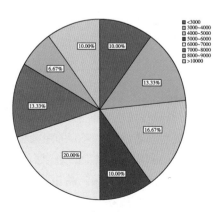

图 4-2　受访非手术科室医生的月收入情况

（四）患者

1. 自身或家人感冒时采取的措施　对患者及其家人感冒时所采取措施的调查结果显示,当患者自身患感冒时,除呼吸科的患者之外,大部分患者都选择自己到零售药店买药(其他科室患者选择这一选项的比例均占总人数的60%,而呼吸科为33.3%),而选择"到医院就诊"的患者人数在五个受调查科室中所占的比例都是最小的,可见,在成人自身罹患感冒这种通常认为的"小病"时,更多的人倾向于自我药疗,而不是去医院就诊。而对患者的孩子感冒时所采取措施的调查结果却发生了实质性的改变:绝大部分受调查者在被问到孩子感冒时所采取的措施时都选择了"带孩子到医院就诊"这个选项,在被调查的儿科、感染科、呼吸科、泌尿外科和普外科这五个科室中的比例分别为66.7%、63.3%、73.3%、73.3%和80%;而选择自己到零售店买药的受访者比例在这五个科室中均在30%以下(含30%),选择自我修复、只是休息的比例在儿科受访者里仅仅只有3.3%,在其他四个科室的受访者中无一选择这个方式(表4-13)。

表4-13　各科室受访患者自身和家人感冒时所采取措施的比例(%)

访谈内容	类别	儿科	感染科	呼吸科	泌尿外科	普外科
感冒时采取的措施	自我修复,只是休息	20.0	10.0	40.0	16.7	20.0
	自己到零售药店买药	63.3	70.0	33.3	63.3	66.7
	到医院就诊	16.7	20.0	26.7	20.0	13.3
	合计	100.0	100.0	100.0	100.0	100.0
孩子感冒时采取的措施	自我修复,只是休息	3.3	6.7	0	0	0
	自己到零售药店买药	26.7	30.0	26.7	26.7	20.0
	带孩子到医院就诊	66.7	63.3	73.3	73.3	80.0
	合计	100.0	100.0	100.0	100.0	100.0

2. 对抗菌药物相关知识的知晓程度

在对抗菌药物安全性的知晓程度这一问题上,呼吸科的受访患者表现尚佳,有70%的患者表示知晓抗菌药物的安全性;而在对细菌耐药性的知晓程度这一问题上,表示知晓的人数比例最高的是儿科患者或家属(50%),最低为呼吸科患者(23.3%)(表4-14)。

表4-14　各科室受访患者对抗菌药物相关知识知晓的比例(%)

访谈内容	类别	儿科	感染科	呼吸科	泌尿外科	普外科
知晓抗菌药物安全性	否	40.0	50.0	70.0	43.3	53.3
	是	60.0	50.0	30.0	56.7	46.7
	合计	100.0	100.0	100.0	100.0	100.0
知晓细菌耐药	否	50.0	63.3	76.7	56.7	63.3
	是	50.0	36.7	23.3	43.3	36.7
	合计	100.0	100.0	100.0	100.0	100.0

对获取上述信息主要渠道的调查结果显示,没有任何一种渠道占患者获取信息渠道的绝大多数(均低于50%):儿科住院患者的主要获取渠道是大众传媒和医生,占46.7%和36.7%;感染科、呼吸科、泌尿外科以及普外科患者的信息来源的主要渠道都为医生,占总人数的36.7%、36.7%、33.3%和40%;患者获取信息的渠道中利用人数最少的为"医院所散发的宣传材料或海报"。

3. 凭处方购买零售抗菌药品相关问题

调查结果显示(表4-15),有五成左右的患者知道凭处方到零售药房购买抗菌药物的国家规定,在儿科、感染科、呼吸科、泌尿外科和普外科五个科室中的比例分别为46.7%、43.3%、30%、53.3%和53.3%;

而未凭处方在零售药店购买过抗菌药物的患者比例则分别为70%、66.7%、83.3%、63.3%和60%。结果显示虽然约五成患者知晓相关国家规定,但是由于药房或者供方未落实和执行相关管理制度等原因,违规现象仍时有发生。

表4-15　各科室受访患者凭处方购买零售抗菌药物的比例(%)

访谈内容	类别	儿科	感染科	呼吸科	泌尿外科	普外科
知道凭处方到零售药店购买抗菌药物的国家规定	缺省					3.3
	否	53.3	56.7	70.0	46.7	43.3
	是	46.7	43.3	30.0	53.3	53.3
	合计	100.0	100.0	100.0	100.0	100.0
从零售药店未凭处方购买到过抗菌药物	否	30.0	33.3	16.7	36.7	40.0
	是	70.0	66.7	83.3	63.3	60.0
	合计	100.0	100.0	100.0	100.0	100.0

4. 有关中药的相关问题　对是否倾向服用中药的调查结果显示,只有儿科和感染科的患者倾向于服用中药,比例均为53.33%,而呼吸科、泌尿外科和普外科的患者选择服用中药的人数则相对较少,分别占43.33%、46.7%和46.7%。

5. 有关就诊时所接受的医疗服务的相关问题

在血液检验相关服务的问题上,大部分患者在感冒时都接受了采血检验的服务,患者对于此项服务的认可程度也比较高,各个科室愿意接受的人数均在总人数的一半以上;在抗菌药物服务提供和利用的相关问题上,绝大部分患者(五个科室的比例均在75%以上)都认为,在开具抗菌药物的同时,医生都会给患者讲解如何正确使用抗菌药物,而且绝大多数受访的抗菌药物使用者是按照医生嘱咐的服用方式服用抗菌药物的(五个科室的比例均在80%以上)。此外,除呼吸科患者外(53.3%),直接要求医生开具抗菌药物处方的患者比例均较低(低于40%),这也与呼吸科患者罹患疾病的一般患者习惯相吻合,而在"是否要求医生多开一些抗菌药物以备后用"的选项中,也是呼吸科(40%)患者偏多,其他科室患者均在40%以下(表4-16)。

表4-16　各科室受访患者就诊时接受医疗服务的比例(%)

访谈内容	类别	儿科	感染科	呼吸科	泌尿外科	普外科
看感冒时,医生采指血检验	否	36.7	46.7	36.7	53.3	50.0
	是	63.3	53.3	63.3	46.7	50.0
	合计	100.0	100.0	100.0	100.0	100.0
看感冒时,愿意被采指血做检验	缺省					3.3
	否	36.7	40.0	26.7	43.3	40.0
	是	63.3	60.0	73.3	53.3	60.0
	合计	100.0	100.0	100.0	100.0	100.0
医生开抗菌药物处方时,告诉你如何正确服用抗菌药物	否	20.0	23.3	13.3	20.0	13.3
	是	80.0	76.7	86.7	80.0	86.7
	合计	100.0	100.0	100.0	100.0	100.0
你是否按医生嘱咐服用抗菌药物	否	6.7	13.3	20.0	10.0	3.3
	是	93.3	86.7	80.0	90.0	96.7
	合计	100.0	100.0	100.0	100.0	100.0

续表

访谈内容	类别	儿科	感染科	呼吸科	泌尿外科	普外科
要求医生开抗菌药物处方	缺省					3.3
	否	73.3	63.3	46.7	76.7	66.7
	是	26.7	36.7	53.3	23.3	30.0
	合计	100.0	100.0	100.0	100.0	100.0
要求医生多开一些抗菌药物以备后用	否	70.0	83.3	60.0	73.3	66.7
	是	30.0	16.7	40.0	26.7	33.3
	合计	100.0	100.0	100.0	100.0	100.0

（五）卫生政策研究者

本研究共有中央部属高校和地方高校的两位研究者参加。部属高校的受访者表示对抗菌药物的监管和使用研究感兴趣,且参与过此领域的研究工作,知晓抗菌药物安全性以及细菌耐药性的相关知识;受访者还表示以上知识的来源主要是文献、学术会议、培训和同事,认为其研究成果影响到了政策的制定和调整,并获得过支持抗菌药物监管和使用研究的政府资金。地方高校的受访者表示,其对抗菌药物的监管和使用研究是感兴趣的,且参与过此领域的研究工作,但不认为研究成果传递到了政策制定者;其知晓抗菌药物安全性以及细菌的耐药性的相关知识,并表示以上知识的来源主要是文献,认为相关领域的研究成果影响到了政策的制定和调整,且认为政府有支持抗菌药物监管和使用研究的资金。

（六）医药企业

本研究分别访谈了内资和外资生产抗菌药物的医药产业界两名从业人员。内资医药企业的从业人员认为,中国抗菌药物的上市品种数量是适当的,其知晓抗菌药物安全性与细菌耐药性的相关知识,并表示获得以上知识的渠道是学术会议（培训）和同事,未回答中国对抗菌药物的管制是否比发达国家严格的问题。此外,受访对象表示其所在公司用于新产品研发的资金占收入的比例不超过10%。外资医药企业的从业人员认为,中国抗菌药物的上市品种数量是适当的,但认为医院的品种还是有些不足;同时表示,中国对抗菌药物的管制比发达国家要严格,但也指出其中的精细化管理是不够的;受访对象也知晓抗菌药物安全性与细菌耐药性的相关知识,并表示获得以上知识的渠道是学术会议（培训）和医药企业宣讲;此外,表示不清楚其所在公司用于新产品研发的资金占收入的比例。

二、抗菌药物合理应用存在的问题

（一）不适当使用抗菌药物

1. 抗菌药物用法、用量、疗程不合理　个别医生业务素质差,对所使用的抗菌药物的抗菌谱一知半解,对抗菌药物的药代动力学、配伍禁忌、药物相互作用、给药途径、毒副反应等情况不甚明了,出现了配伍不合理、用药途径不当、考虑病人全身状况不周、用药量不合适等现象。由于抗菌药物的临床效果与药物的用法、用量、疗程有着密切关系,用药过程中,如不能参照药品说明书,根据每位患者的个体差异,制订有针对性的用药计划,将不能达到应有的血药浓度,发挥应有的抗菌效果。

2. 盲目预防性使用抗菌药物　全身应用广谱抗菌药物是院内感染的主要危险因素。临床医生在一些非感染性疾病或在无指征或指征不强的情况下,甚至对抗菌药物无效的疾病也常规使用抗菌药物预防是很不可取的。有的外科医生把抗菌药物作为预防手术感染的保险措施,术前应用过早,术后停药过晚,任意扩大预防用药范围,这样不仅会增加病人的耐药菌株,而且一旦发生细菌感染,由于耐药性极强,使抗菌药物低效或无效,此时会促使临床医生更加大剂量地使用一些广谱抗生素,从而进一步加重耐药菌株的产生,给抗感染治疗造成困难。因此滥用抗菌药物不仅不利于控制感染,而且会增加患者院内感染的危险性。

3. 诱导需求现象 医疗卫生是一个专业性非常强的领域,一般老百姓所能掌握的医药卫生知识非常有限。在这种情况下,患者只能委托医生作为他的代理人,代替他选择治疗方案和药品并做出相关的诊疗决定,而在这种委托代理关系中,由于信息的不对称,患者往往处于一种弱势的地位,很多时候只能被动地接受医生的诊疗决定,很难也不敢对医生的诊疗行为提出质疑。而作为接受方的患者,也可能提出超出基本保健需求的医疗服务,如小病大治,一味追求好药、贵重药品等。

（二）药师参与指导抗菌药物使用不足

第 53 界国际药学联合会（FIP）向各国政府推荐的"优良药房工作准则",认为药师最主要的工作为推进合理用药。药师有责任发挥自己对药物的化学结构、理化性质、作用特点、不良反应等比较熟悉的特长,当好医生用药参谋,协助临床合理用药。临床药师直接面向病人,为患者提供药学服务,推进整个社会的合理用药,提高医疗质量和人民的生活健康水平,同时降低卫生资源的消耗。目前我国的现状是药剂人员与临床用药严重脱节,药师的作用没能得到最大的发挥,一方面是由于我国传统由医生开药的限制,另一方面则是药剂人员药剂知识严重老化或水平参差不齐,无法介入临床用药过程。这就要求医院重视药师在抗菌药物合理应用方面的重要作用,对药师进行系统的培训提升专业技能,同时要求药师参与到临床用药中去,指导医务人员合理用药。

（三）医生的职业素养和公众的认知误区

医生对合理用药的影响主要是医务人员的业务水平和专业素质,业务水平和专业素质达到一定标准是保证合理用药的关键;另外,当前患者往往对抗菌药物的使用存在一定误区,认为有感冒发烧、咳嗽等症状时就必须用抗菌药物治疗才能好转,于是经常自行购买抗菌药物,随意选择、服用抗菌药物;同时对抗菌药物应用也存在一定的误区,总把高价、进口抗菌药视为灵丹妙药,自行要求医生开此类药品,这也导致了抗菌药物的不合理应用。公众对抗菌药物应用存在的误区主要包括以下几方面:①将抗菌药物当做"消炎药"使用。消炎药是用于治疗炎症的,而抗菌药物仅仅是对导致炎症的微生物有消灭作用,它只对细菌引起的炎症有治疗作用,对由病毒引起的炎症是没有任何治疗作用的。②只要感冒就使用抗菌药物治疗。"感冒药＋抗菌药物"经验是患者为了省掉在医院排队和化验的麻烦,进行自我药疗的结果,其实这是使用抗菌药物的误区。感冒分为病毒性感冒和细菌性感冒,抗菌药物对病毒性感冒不起任何治疗作用,只对细菌性感冒有治疗作用。一般来说,上呼吸道感染 80%~90% 是病毒性感染,即使不吃任何药,通常一周左右也会自愈,人们为了不耽误工作和生活,可以服用缓解感冒症状的药物,但如果血象无异常,就没有必要服用抗菌药物。如果一味的用抗菌药物治疗,则是抗菌药物滥用。③价格贵的抗菌药物就是好药。因为患者缺乏对抗菌药物的正确认识,错误地认为新生产的、价格贵的、见效快的抗菌药物就是好药。在应用抗菌药物治疗时,患者能用高档的抗菌药物就不用低档的,盲目地去求新求贵,这在一定程度上也导致了抗菌药物滥用。

第五章

抗菌药物使用和监管模式国际比较

一、典型国家（组织）抗菌药物使用和监管模式

（一）世界卫生组织

20 世纪 90 年代 WHO 首次承认细菌对抗菌药物的耐药问题已成为全球性问题。WHO 从 1992—1998 年实施了淋病奈瑟菌对抗菌药物耐药的监测计划。该项监测计划涉及范围为西太平洋地区,有 16 个国家参加了该项计划,监测目标是淋病奈瑟菌对青霉素、喹诺酮类、第三代头孢菌素头孢噻肟等耐药情况。抗菌药物使用是产生耐药性的关键所在:①世界各地过度使用,尤其是针对轻微感染过度使用抗菌药物;②因缺乏合理治疗而滥用;③因资金短缺不能完成疗程而导致用量不足。面对这一挑战,WHO 在 1998 年世界卫生大会（The World Health Assembly, WHA）敦促各成员国采取措施鼓励正确使用价格合适的抗菌药物;禁止无执业医务人员的处方自行使用抗菌药物;改进行为规范阻止感染的传播,进而阻止耐药菌的扩散;加强立法,禁止假冒伪劣抗菌药物的生产、销售和流通,禁止在非正规市场销售抗菌药物;减少在食用动物中使用抗菌药物;鼓励各国建立有效的体系以检测耐药菌、监测抗菌药物的使用量与使用模式,并评估控制措施对它们的影响。WHO 在 2000 年发布的《遏制抗微生物药物耐药性的全球战略》提出了一个延缓耐药菌的出现和减少耐药菌扩散的干预框架,主要措施有:减少疾病带来的社会负担和感染的传播;完善获取合格抗菌药物的途径;改善抗菌药物的使用;加强卫生系统监控能力;加强规章制度和立法;鼓励开发合适的新药和疫苗。这项战略以人为本,干预对象是与耐药性问题有关并需要参与解决这一问题的人群:医师、药师、兽医、消费者以及医院、公共卫生、农业、专业社团和制药产业等机构的决策者们。

除此之外,2003 年 12 月、2004 年 3 月国际粮农组织（FAO）、WHO 和国际动物健康组织（OIE）共同在瑞士日内瓦、挪威奥斯陆召开了两次人类医学领域以外抗菌药物使用和耐药性研讨会。2005 年 2 月 15~18 日,WHO 在澳大利亚堪培拉召开了为保护抗菌药物这一人类健康资源、按重要级别起草抗菌药物目录的国际专家会议,会议起草并发布了《极为重要的抗菌药物》《高度重要的抗菌药物》《重要的抗菌药物》三个目录。世界卫生组织在 2007 年的报告中把细菌耐药列为威胁人类安全的公共卫生问题之一。

（二）美国

美国对食品、药品安全的有效监管,一靠完善的法律法规体系,二靠独立而有效的行政管理模式。美国食品药品监督管理局（Food and Drug Administration, FDA）对食品与药物进行统一、全程监管的模式。美国抗击抗菌药物耐药的目标比较简单,只有两个:第一是维持现有药品和新药的有用性,即保持现有抗菌药物和新开发抗菌药物的疗效不减弱或不消失,特别是要保留 1~2 种有效的抗菌药物。第二是鼓励开发新的抗微生物药,简化、加速抗菌药物的审批程序。在遏制细菌耐药的同时,必须开发新抗菌药物,为应对同类感染准备新的武器。美国为避免抗菌药物耐药采取了以下措施:

1. FDA抗微生物药耐药特别工作组　1999年,在美国卫生和人类服务部(HHS)的牵头下,由10个联邦局和部组成了一个处理抗微生物药耐药的特别工作组。由美国疾病预防控制中心、FDA和国立卫生研究院共同主持。该工作组致力于从以下4个方面改进公共卫生:①迅速而有效地应对来自耐药的威胁;②简化并鼓励开发及妥善使用有助于问题解决的产品;③帮助提高消费者和卫生工作者可获得的、有关抗菌药物耐药和妥当使用原则等信息的质与量,方便产品的安全有效使用,并延长产品的寿命;④重视并协调FDA解决抗菌药物耐药所需要的科学研究。该工作组于2001年还制订了一份行动计划,名为"防止微生物药耐药公共卫生行动计划"。

2. 维持抗菌药物的有用性　抗菌药物治疗细菌感染有效,但对病毒感染无效。美国存在着用抗菌药物治疗病毒感染的问题,这不仅使治疗无效,而且使抗菌药物耐药的产生机会增加。为此1999年FDA和美国疾病控制中心发起了一场声势浩大的遏制抗菌药物耐药的运动,对象是保健从业者和公众,要求向全国各地的就诊病人发放宣传手册,普及抗菌药物知识。FDA的疾病评价和研究中心也开展过全国性运动,向卫生保健人员强调慎用抗菌药物,并为他们提供发给病人的小册子。FDA也公布了药品说明书管理规定,要求在抗菌药物说明书上,用明确的语言鼓励医生,只有在真正需要时才开抗菌药物处方。2000年9月19日美国食品药品监督管理局(FDA)发表了修订人全身用抗菌药物类药品标签说明书的草案。2002年10月4日,FDA对联邦法21卷(食品与药品法)的第201条关于药品标签说明书进行了修订,增加了有关细菌耐药性方面的内容。2007年年底,FDA发布了《抗感染药物临床试验指导原则》。在美国感染疾病学会(IDSA)的有力推动下,《抗感染药物临床试验指导原则》被列入了2007年9月份颁布的《处方药使用者收费法》(PDUFA)当中,成为该法案的第四部分。

3. 鼓励抗菌药物的开发和研究　美国FDA鼓励开发新抗菌药物、抗菌药物的新类别和其他抗微生物药。FDA利用专利保护、审批程序等手段鼓励新抗菌药物的开发。减少抗菌药物耐药的一种方法是更小心地使用抗菌药物和监测耐药感染的暴发。而了解病原体对抗菌药物的耐药机制,对设计有效的新药非常重要。FDA的毒理学研究中心正在研究能导致严重感染的、人肠道细菌对抗菌药物的耐药机制。另外,NCTR也在研究,肉禽及肉禽制品中抗菌药物的残留量及其对人肠道细菌的影响。

4. 建立国家抗菌药物耐药监测系统(NARMS)　为了解抗菌药物耐药的产生、威胁程度和耐药随时间转移的趋势等信息,美国于1996年成立了国家抗微生物药耐药监测系统。它是在FDA的兽药中心、美国农业部和疾病控制中心合作下成立的。开始的任务是监测17种抗微生物药对人、畜肠道细菌敏感性的变化,掌握人群和动物中沙门氏菌属和其他肠道微生物抗菌易感性的范围和当前趋势;尽早发现人和动物的耐药性;及时向医生和兽医提供这方面的资料;通过强调慎重用药,以延长上市药品的生命周期。随着抗菌药物的品种和细菌分离株数量和供应样品部门的扩大,为了减少由于禽牧业使用抗菌药物导致人用抗菌药物的耐药,FDA的兽药中心提出肉禽用药的管理办法,并根据反馈的意见,起草指南,帮助厂家执行。

每年NARMS的工作由CDC/NCID和USDA/ARS提供年度总结报告。另外,NARMS会定期召开公众会议,报告NARMS监测结果,并为其他抗菌药物耐药性研究提供讲台。NARMS的项目分两部分:畜类组和人类组。人类组细菌分离株样品由美国17个洲及地方卫生部门提供,由佐治亚州亚特兰大市的国家传染病中心检验。畜类组的肠道分离株的敏感性由位于佐治亚州亚特兰大市的农业研究服务社的Russell研究中心检验。目前提供菌株样品的部门已经扩大。

此外,为了减少滥用抗菌药物,美国疾病管理中心于1997年出台了抗菌药物使用指南等一系列规范文件,对医生使用抗菌药物进行详细指导。美国疾病预防控制中心在2000年推荐采取12步法操作以预防细菌耐药性的过快增长,以期为医务人员提供临床用药参考,并作为降低抗菌药物不合理使用的有效干预工具。美国感染疾病协会则在2006年出版了限制细菌耐药传播速度的策略报告,其中将促进抗菌药物的合理使用相关章节作为报告的重要组成内容。

（三）欧洲联盟

欧洲联盟（简称欧盟）是当今食品安全管理体系最为完善的地区之一，特别是欧盟建立了完善的食品中残留监控管理体系。据统计，病菌抗药性每年在欧盟造成约2.5万名患者死亡。欧盟重视管理抗菌药物起源于20世纪90年代末。1998年资助建立了"欧洲微生物耐药监测系统（European antimicrobial resistance surveillance system，EARSS）"收集耐药数据，为制订预防计划和相关政策提供数据基础（2010年该检测系统更名为"欧洲微生物耐药监测网络"）。2001年欧盟成立了"欧洲抗菌药物使用量监测网（European surveillance of antimicrobial consumption，ESAC）"，定期从33个欧洲国家收集抗菌药物使用量，持续监测抗菌药物的使用，为科研和决策提供长期的数据支持。欧盟在遏制抗菌药物耐药方面做了很多工作，如颁布编写新抗菌药物说明书的指南，规范供医生和患者使用的说明书。同时欧盟还建议对不同细菌感染细化用药剂量，以减少耐药情况发生。在兽用抗菌药物方面，正在评估抗菌药物耐药发生率，并考虑评价耐药对抗菌药物有效性的影响。值得注意的是，欧盟准备研究动物细菌耐药性转嫁到人的风险和严重程度。为有效遏制抗菌药物耐药的发生，欧盟药品委员会规定从2006年1月起，严禁在动物饲料中添加各种抗菌药物作为"动物生长添加剂"，违禁者一旦查实将受重罚。自2008年以来，为了让更多人了解如何合理使用抗菌药物，欧盟将每年的11月18日定为欧洲抗菌药物宣传日。在2011年欧洲抗菌药物宣传日之际，欧盟委员会宣布了一个包括7个优先行动方面和12项具体措施的反病菌抗药性五年行动计划。这7个优先行动方面是：确保人和牲畜正确使用抗菌药物；预防细菌感染和传播；研发有效新抗菌药物或寻找其他治疗方法；与国际伙伴合作降低病菌抗药性的传播风险；完善对人用和兽用抗菌药物的监控；新产品研发以及抗菌药物使用方面的宣传、教育培训。从以上7个优先行动方面我们可以看出大部分内容是针对抗菌药物使用的内容，表明欧盟很重视抗菌药物的使用管理。

（四）澳大利亚

澳大利亚药政管理部门颁布了抗菌药物治疗指南，用于指导临床合理用药。政府部门成立了抗菌药物耐药联合专家技术咨询委员会，该委员会提出在全国建立和发展抗菌药物耐药监管体系，该体系的重要工作内容就是监测抗菌药物耐药的情况。从2001年开始，抗菌药物耐药监测工作组筹备抗菌药物耐药监测系统。此外，抗菌药物耐药监测咨询委员会还提出了其他建议，例如对医生、公众和农业相关部门开展正确使用抗菌药物的教育，同时也加强对抗菌药物耐药的研究，做到与WHO的目标保持一致，从而减少对抗菌药物的依赖。澳大利亚为了安全、有效、经济地使用抗菌药物，规范和指导抗菌药物的合理使用，从20世纪70年代开始出版《抗菌药物治疗指南》，以规范和指导这类药物的合理使用。该指南收集了世界文献推荐的一些适宜且经济有效的治疗方案，由有经验和学识丰富的澳大利亚专家们整理出版。该书旨在帮助医生合理选用抗菌药物。书中的建议并不是强制性的，而只是提供一个标准，对个别病例出现治疗分歧时，可根据情况对治疗进行调整。该书的治疗建议尽可能地采纳了已批准的抗菌药物的使用方法，但偶尔也有推荐使用证明有效但尚未包括在药品信息中的抗菌药物。指南对该国的合理用药起到很好的作用，并积累了较丰富的经验。据文献报道，澳大利亚目前使用抗菌药物的比率非常低，对于感冒、发热一般都只采取缓解症状的治疗手段，只有必要时或者感染非常严重的情况下才使用抗素治疗。

（五）日本

日本的药品是由厚生劳动省的医药食品局负责，近年来为应对药物滥用，医药食品局将毒品和兴奋剂以外的药品指定为"特定物质"，并设定了一个"通用调度"制度来规范这类药物的配送。医药食品局为了进一步促进药物滥用的措施，还建立了自上而下的调查，通过促进宣传、增加工作人员数量、加强工作人员权力等措施保障抑制药物滥用措施的实施。为限制国内抗菌药物的滥用及遏制抗菌药物用量增长过猛的势头，日本政府做出新规定，逐步减少对抗菌药物的国民医疗费补贴（初步定为每年减少7%~8%）。随着政府对抗菌类药物补贴的减少，药价势必上升，最终将影响医生和病人对抗菌类处方药的用量，这对遏制滥用抗菌药物现象将产生积极的影响。与此同时，日本抗菌药物的开发已在增强抗菌活性、扩大抗菌谱、保持血药浓度持续性、改善组织移行性、降低副作用、提高安全性方面进行了许多改良。

二、中国－瑞典抗菌药物监管体制比较分析

（一）瑞典抗菌药物监管基本情况

瑞典对抗抗菌药物耐药性战略项目（Strama）被公认是欧洲最成功的典范，在发动社会各界遏制细菌耐药、保证抗菌药物的疗效、促进合理选择品种、剂量和给药时间等方面做出了很多努力。瑞典 Strama 官方网站显示瑞典从 1993 年开始，抗菌药物使用量逐年下降。本研究通过比较中国、瑞典在抗菌药物监管组织机构、政策框架和措施等方面，揭示中国抗菌药物监管存在的问题，以及瑞典促进抗菌药物合理应用的经验，以期为我国制定抗菌药物合理应用政策措施提供借鉴。

瑞典用药安全的一大保障就是法律法规。瑞典法律法规对生产商和业务代理人的业务和责任，以及消费者的权益等都有详细的规定，相关执行机构是瑞典国家医药产品署（MPA）。所有药品、医疗器械用品和营养保健品的上市销售都要由该机构批准，并接受其随机检查。瑞典每年有近 1000 种新药被授予销售准许证。申请销售准许证时，医药公司必须向医药产品署提供证明该产品效果的相关科学数据、临床试验的具体结果以及相关安全性证明（包括新药可能产生的副作用）。申请时间从几个月到一年不等，销售准许证的有效期是 5 年。医药产品署还有一项重要工作，那就是对医药公司和经营药品的药店和医院进行监督考察。医药产品署有 20 多名拥有医学经验和在医药公司及实验室工作经验的全职医药考察官，他们的任务就是对申请销售准许证的单位进行实地考察。在产品获得准许证后，相关考察还会经常进行，并将企业在经营中是否遵循良好操作规范作为考察重点。1995 年，瑞典加入欧盟后，瑞典的法律基本与欧盟的法律相一致，并且受到欧盟指令的约束。医药产品署将欧盟指令转化为规定，并刊登在自己的法典中。这些规定主要刊登在医药产品法和医药产品条例中。医药产品署关于医药产品监测的规定中详细说明了药物不良反应的监测和报告系统、报告责任人以及报告间隔时间等内容。

1994 年，瑞典成立非政府性质的专业小组，研究和应对瑞典南部地区出现的肺炎链球菌耐青霉素现象；1995 年，瑞典卫生部、医药产品署和国家传染病研究所共同成立了"瑞典抗菌药物咨询小组"，负责制定抗菌药物临床应用有关的指南并指导临床合理用药；1996 年，瑞典就成立了 Strama（Swedish Strategic program against antibiotic resistance）机构，它是瑞典抗菌药物合理使用与细菌耐药控制的保证与依托，主要负责医疗和动物用抗菌药物的合理使用与细菌耐药控制工作，通过科研、监测、教育、指南、培训等手段，将抗菌药物使用率、使用强度、合理使用率、细菌耐药率等有效地控制在理想水平。2000 年起，Strama 得到政府资助，并与瑞典健康和福利委员会合作，制定了"防止抗菌药物耐药性和健康保健相关感染的战略"议案，该议案于 2005 年得到批准成为国家立法（瑞典 2005 年 50 号法案），Strama 机构也成为政府组织，纳入政府年度预算。2010 年，Strama 与瑞典传染病研究所整合，但仍保持相对独立运行。Strama 由多个政府部门与机构共同组成，直接向卫生部长负责，自上而下覆盖全国的抗菌药物合理使用与控制细菌耐药机构，分为国家与地方两级组织。国家 Strama 主要负责全国性信息采集、分析与传递，突出与优先问题的发现与解决，未来工作方向的掌握等，以及维护 Strama 网站，为地方 Strama 提供指导与支持，开展国际合作等。国家 Strama 至少每两月召开一次会议，特殊情况可以召开临时会议，同时组织召开年度 Strama 大会，总结交流全国工作状况。地方 Strama 由各县传染病控制部门领导，与各地药物治疗学委员会（Drug and Therapeutics Committee，DTC）保持良好沟通与联系，负责各地区抗菌药物与细菌耐药相关监督检查培训教育工作。

瑞典用药安全的另一大保障就是药店。在瑞典，药店是国有制的，而且全国只有一家连锁药店，就是 Apotek（药局）。药局在瑞典全国有 950 家分店，是瑞典医药产品销售的唯一指定单位，而药局柜台上的产品全部拥有医药产品署颁发的销售许可证。在销售准许证的有效期内，如果医药产品在使用中出现申请准许证时没有申报的副作用，销售准许证将会被暂时冻结。医药产品署调查后将根据事故的轻重程度

对是否允许该产品继续在瑞典市场销售做出裁决。当5年有效期过后，医药产品署会进行重检，颁发又一个5年准许证，之后医药产品署会颁发"自动延伸的准许证"，这表示该产品只要不发生特别的副作用或在使用中出现疗效减弱等问题，其销售准许证会自动延伸下去。医药产品必须通过药店购买。在门诊治疗中，抗菌药物（包括兽用加药饲料）只能依据处方、剂量配送单（ApoDos）或请购单出售。不允许药店或其他机构的开处方者（兽医或医生）通过出售药品赚取利润。在医院治疗中，人类和动物的抗菌药物都需要请购单。瑞典所有的药店须向 Apotekens Service AB 上报所有药品每天销售的统计数据。1974年，瑞典开始实行处方调查，并在1995年建立了配药处方样本的统计资料库。1975年以来，瑞典会定期对国家或各省的药品进行销售统计。2009年7月瑞典药物市场重新调整后，收集药品统计数据的责任由所有药店的核心供应商 Apotekens Service AB 承担。

瑞典卫生与社会事务部所举办的处方药登记协会（Prescribed Drug Register）同样会对门诊处方药的购买进行记录。同时，2005年7月，瑞典卫生和社会事务部对门诊服务中使用的所有处方和非处方药进行了单独的基础登记。卫生和社会事务部还要求瑞典21个省议会每年向患者登记中心提供一次数据，并在网页（http://www.socialstyrelsen.se/statistik）上设置了一个可搜索的数据库，以便数据查询。传染病法规定为患有法定传染病的患者服务的临床医生（临床报告）和检测出病原体的实验室（实验室报告）都必须按照传染病的法定报告程序上报。所有的报告都将汇集到国家计算机监测系统（SmiNet2）。瑞典传染病研究所会将每个病例的临床报告和实验室报告合并，并检查是否存在错误。瑞典传染病研究所每月会在网页（http://www.smi.se）上对上报数据进行一次反馈，同时，"瑞典传染病年度报告"每年也会对上报数据进行反馈。结核耐药性的数据每年还会发表在"瑞典结核病索引"。2002年，瑞典将监测和质量控制方案（RSQC调查）相结合，进一步发展成 ResNET（一个基于网络的软件），ResNet 可以接收各实验室的汇总数据，并以耐药性频率的形式显示在瑞典地图上的地理区域。每个实验室都能够查看自己的所有数据，同时也可以将信息链接到自己本地卫生服务系统的网站上。

（二）瑞典抗菌药物的监管体制

1. 监管主体　医药产品署（MPA）是瑞典的一个国家权力机构，负责监督和监管药品及其他医疗产品的开发、制造和销售。医药产品署的主要任务就是确保患者和医护人员获得安全有效的医疗产品。

2. 监管内容　瑞典所有药品、医疗器械用品和营养保健品的上市销售都要由国家医药产品署批准，并接受其随机检查。申请销售准许证时，医药公司必须向医药产品署提供证明该产品效果的相关科学数据、临床试验的具体结果以及相关安全性证明（包括新药可能产生的副作用）。医药产品在使用中出现申请准许证时没有申报的副作用，准许证将被冻结，并根据事故的轻重程度裁决是否继续销售。医药产品署有20多名拥有医学经验和在医药公司及实验室工作经验的全职医药考察官，他们的任务就是对申请销售准许证的单位进行实地考察。在产品获得准许证后，相关考察还会经常进行，并将企业在经营中是否遵循良好操作规范作为考察重点。

3. 监管手段　1994年，瑞典成立非政府性质的专业小组，研究和应对瑞典南部地区出现的肺炎链球菌耐青霉素现象；1995年，瑞典卫生和社会事务部、医药产品署和国家传染病研究所共同成立了"瑞典抗菌药物咨询小组"，负责制定抗菌药物临床应用有关的指南并指导临床合理用药；1996年，瑞典就成立了Strama 机构，负责医疗和动物用抗菌药物的合理使用与细菌耐药控制工作。

4. 监管依据　瑞典用药安全的第一大保障就是法律法规。瑞典法律法规对生产商和业务代理人的业务和责任、消费者的权益等都有详细的规定，相关执行机构是瑞典国家医药产品署（MPA）。瑞典的药物销售是由药品法进行监管的，而传染病法中规定了某些传染病的法定报告程序，瑞典传染病法包含4种细菌及其具体的耐药机制。传染病法还规定为患有法定传染病的患者服务的临床医生（临床报告）和检测出病原体的实验室（实验室报告）都必须按照传染病的法定报告程序上报。1995年，瑞典加入欧盟后，瑞典的法律基本与欧盟的法律相一致，并且受到欧盟指令的约束。医药产品署将欧盟指令转化为规定,并刊登在自己的法典中。

（三）中国－瑞典抗菌药物监管体制比较

中国药品审批和药品质量监督检查是由药品监督管理部门所设置的药品检验机构执行;医疗机构药事管理工作是由国家卫生健康委员会、县级以上地方卫生行政部门(含中医药行政管理部门)负责;药品不良反应报告和监测工作由药品监督管理部门主管;医疗机构与实施药品不良反应报告制度有关的管理工作由卫生行政部门负责;医疗机构抗菌药物临床应用的监督管理由国家卫生健康委员会、县级以上地方卫生行政部门负责。而我国的立法机关只有全国人大和全国人大常委会,国务院可以根据宪法和法律制定行政法规,国务院各部、委员会和具有行政管理职能的直属机构可以根据法律和国务院的行政法规、决定、命令在本部门的权限范围内制定规章。与抗菌药物监管相关的法律法规由国务院、国务院办公厅、国家卫生健康委员会、国家中医药管理局、国家市场监督管理总局、总后勤部以及总后勤部卫生部等部门制定。

中国建立了全国合理用药监测系统、抗菌药物临床应用监测网和细菌耐药监测网,主要收集药物临床应用情况、用药相关医疗损害事件情况、门诊及住院患者抗菌药物使用情况、住院患者抗菌药物使用消耗情况、医院抗菌药物使用管理情况等信息。全国合理用药监测系统包括4个子系统:药物临床应用监测子系统、处方监测子系统、用药(械)相关医疗损害事件监测子系统、重点单病种监测子系统。

中瑞两国抗菌药物监管体制要素比较如表5-1所示:

表 5-1 中瑞抗菌药物监管体制比较

要素	瑞典	中国
监管主体	国家医药产品署(MPA)	国家卫生健康委员会、国家中医药管理局、国家市场监督管理总局等
监管对象	药店	医院
监管手段	瑞典控制细菌耐药战略项目(Strama)	全国合理用药监测系统、抗菌药物临床应用监测网和细菌耐药监测网
监管依据	法律法规,主要是条例和规定	法律法规,主要是规定和办法
主要举措	遏制抗菌药物耐药国家行动计划;抗菌药物耐药及医疗感染综合控制策略;基层(门诊)抗菌药物使用国家控制目标;抗菌药物使用斯德哥尔摩模式等	凭处方在零售药店购买抗菌药物;抗菌药物临床应用指导原则;抗菌药物临床应用管理办法;开展全国抗菌药物临床应用专项整治活动等

定性访谈结果显示,60%的卫生决策者和80%的药监决策者认为中国对抗菌药物的监管不如发达国家严格,虽然中央决策者和国内外资抗菌药物生产企业认为中国对抗菌药物监管比其他国家严格,但他们认为我国对抗菌药物的精细化管理不够。85.7%的地方卫生决策者和53.3%的地方药监决策者认为中国已上市抗菌药物过多,原卫生部《抗菌药物使用分级管理目录》列出了153种抗菌药物,医院日常使用超过300个品规,我国应适当控制抗菌药物的品种数量。所以我国仍需不断完善抗菌药物的监管体制。

1. **监管主体** 从国家层面上讲,中国的药品审批和药品检验工作是由国务院药品监督管理部门设置的国家药品检验机构执行的;医疗机构药事管理工作是由国家卫生健康委员会、国家中医药管理局负责的;药品不良反应报告和监测工作是由国家市场监督管理总局主管的;抗菌药物临床应用的监督管理工作则是由国家卫生健康委员会负责的。原国家卫生和计划生育委员会的行政编制为545名,原国家食品药品监督管理局机关行政编制为197名。技术监管机构中,中国食品药品检定研究院(国家食品药品监督管理局医疗器械标准管理中心)事业编制为821名,国家药品监督管理局药品审评中心事业编制为70名,国家药品监督管理局药品评价中心事业编制为40名,国家药品监督管理局药品认证管理中心事业编制为 40 名。其中,中国食品药品检定研究院为全额拨款单位,其他则为部分拨款单位。各部门分别负责不同的领域,难免会出现政策模糊或者政策没有覆盖的部分,导致我国难以形成保障抗菌药物合理使用的自上而下的监管体系。同时,多部门管理还会出现职责不清,相互推诿等情况。我国没有明确协调各利益相关方(包括政府、医疗机构、医务人员、公众、社团、专业团体、产业界)促进合理用药的职能部门。虽然明确了原卫生部负责医疗机构内的合理用药促进工作,管理职能也被割裂成城市医院和社区中心、农村医疗机构等若干条块。另外,具体承担促进合理用药工作的各类机构没有一个是完全由政府财政支持的专职机构,基本为自收自支或部分拨款性质的单位。经费没有保证,人员就没有保证,专业素质更得不到保证。各类指南的制定和各项合理用药促进活动由上述机构多头承担,没有统一的、跨学科的国家专业委员会指导和协调。用药干预策略还主要局限于行政命令和检查,缺乏卫生系统视角下的综合改革措施,尚未建立正向的激励机制,让政策执行者主动接纳,达到多赢;更缺乏部门间有效协调,让不同部门出台的政策协同促进,而不是平行存在,或者互相制约,甚至作用相左。

而瑞典专门负责合理用药的相关机构是 Strama,它主要负责医疗和动物用抗菌药物的合理使用与细菌耐药控制工作,是瑞典抗菌药物合理使用与细菌耐药控制的保证与依托。自 2000 年起,Strama 得到政府资助,并与瑞典健康和福利委员会合作,制定了“防止抗菌药物耐药性和健康保健相关感染的战略”议案,该议案于 2005 年得到批准成为国家立法(瑞典 2005 年 50 号法案),Strama 机构也成为政府组织,纳入政府年度预算。我国也可参照此做法,将与药品相关管理权利授予同一个部门,同时,国家还应授予该部分相应的立法权,出台相应的法律法规,具体地规范药品的审批、检验、监测等方面的内容,使医生使用药品,尤其是抗菌药物时有章可循,有法可依,从根本上遏制抗菌药物滥用现象。

2. 监管对象　由于尚未实行医疗与门诊药房分开制度,医院药房仍然是药品流通的一个最重要的终端。针对医院的监管因为卫生体制内部存在的负面激励机制而难以奏效。扭曲的价格体系(医疗服务价格远远低于成本,大型医疗设备的检查费和包括药品在内的医疗用品价格过高,药品收入是公立医院的主要收入来源之一(2010 年 40.25%;2011 年 37.55%);按项目付费的支付方式使得公共资源的利用效率低下;尚不成熟的药品采购模式不能使药品的使用终端(医疗机构)有足够的积极性采购和使用质高价低的药品;医疗纠纷中举证倒置的规定迫使医务人员过量、过度使用抗菌药物,用以规避被病人诉讼的风险。上述负面激励机制影响了医务人员的行为,加剧了不合理用药,使得以卫生行政部门为主的监管部门对医院药房用药的监管得不到良好的效果。我国对于药店的监管也只是在《药品流通监督管理办法》中有所体现,但缺乏相应的监管和处罚措施,并没有建立完善的监管机制。虽然我国实行零售药店“凭执业医师处方销售抗菌药物”的规定。但是,从对于某些地区的调查情况来看,目前绝大部分的药店存在“自造”处方现象。

瑞典抗菌药物销售数据是以药店为基础收集的,每个药房都必须向核心供应商上报抗菌药物的销售情况,而该公司设有数据库,对这些数据进行统计,并向国家、地方当局和其他人士提供。我国可以在全国合理用药监测网的子系统中加入药店销售抗菌药物的监测系统,保证能够全面统计所有抗菌药物的销售和使用情况。同时,加强抗菌药物购用管理,严格控制抗菌药物购用的品规和数量。严格药品定价,压缩价格虚高空间,明确规定药品从出厂到使用各环节的加价比例,并向社会公布。对药品生产经营企业和医院建立严格的惩处制度,严厉打击药品销售中的不正当竞争手段,铲除药品回扣歪风,遏制抗菌药物滥用的势头。

3. 抗菌药物监测信息的公开　2005 年,我国开始抗菌药物临床应用监测工作,并开始撰写抗菌药物年度监测报告。但是,监测报告并不是对外公开的,原卫生部医政司独家掌握报告,访谈结果也显示只有93% 的卫生政策制定者和不到 50% 的药监决策者收到过抗菌药物的使用与耐药监测报告,各成员医院和其他政府部门都不能获得。而且各成员医院也只是上报自己医院的数据,并没有得到详细的反馈。信息收集和监测如果不能将信息反馈给被监测方,甚至向外界公开,以期深入研究和改进问题,就无法充分发挥其作用。中国抗菌药物未采用国际通用的 ATC 分类法,中国的监测数据库也因软件更新,2009 年以前的数据无法回顾利用,并且监管部门对监测网数据的交流和使用持严重谨慎态度,因此监测数据的民间监测和国际交流难以实现。加之我国国家层面监测抗菌药物使用与细菌耐药情况的监测网并没有达到全覆盖,2012 年覆盖的三级医院占所有三级医院的一半左右,覆盖的二级医院只占所有二级医院的十分之一左右,监测系统有待进一步完善。

瑞典传染病研究所每年都对抗菌药物的使用和耐药情况进行报告,并发布在官方网站上。报告内容主要包括抗菌药物的使用情况和抗菌药物耐药的发生情况,详细地介绍了各类抗菌药物的使用情况,以及发生耐药性的各类抗菌药物。我国也应该建立利用全国合理用药监测网进行抗菌药物的查询、统计、分析、检索和数据保存等工作的机制,及时、准确地监测抗菌药物的使用情况,自动筛查和统计数据,并且对监测情况进行实时和多种形式的反馈,对抗菌药物的使用进行实时监控和全过程质量管理。

4. 激励机制　目前,我国抗菌药物的监测主要是依靠政府或者卫生行政部门执行,没有充分调动医疗机构和患者的积极性。我国有药厂 6000 多家,生产抗菌药物 1000 多个品种,数万个产品,每个药物可能就有上百个厂家在生产。单独依靠行政管理,不仅使行政成本急剧增加,而且不能全面发挥行政管理的作用。访谈结果显示,30% 的受访院长和 50% 的受访中层管理人员仍在担任临床工作,他们大部分是由一线转为管理者的,并不是专业的管理者,甚至有 30% 的医生承认不得不以药品收入补偿较低工资水平,而仅仅 20%~33% 的医院管理者会将费用作为绩效的评价指标。我国对于医疗机构抗菌药物的使用情况只有行政监管,医院抗菌药物的使用情况也仅仅与医院的等级评审、行政评议有关,没有较好的激励机制,也没有涉及医务人员个人利益的激励机制,不能充分调动医疗机构及医务人员合理使用抗菌药物的责任感和积极性。

瑞典抗菌药物只能凭门诊处方或医院医生开的处方获得,医师承担着合理使用抗菌药物的重大责任。同时,护士负责管理病人的注射、输液和自己的医疗单元,特别是在基层卫生服务中,为患者提供全面的医疗建议服务,因此护士也起着重要作用。而药师可以为患者和医疗服务专业人才提供大量药品信息,也承担着抗菌药物合理应用的重大责任。我国应该根据各项行政手段的要求,采用更加多样化的激励机制,鼓励医务人员、医技人员积极承担抗菌药物合理使用的重任,为行政管理提供补充。

5. 宣传、教育与培训　2004 年我国制定了抗菌药物临床应用指导原则,但是该指导原则仅通过官方文件的形式下发到各省、自治区、直辖市卫生厅局和中医药管理局等部门,并将其挂在官网上,要求各级各类医疗机构和医务人员应认真学习,并没有打印好的纸质版指导原则免费发放。虽然文献、学术会议和培训是抗菌药物知识的主要来源,但访谈结果显示有 40% 的地方药监决策者、14% 的卫生决策者、30% 的外科医生和 40% 的内科医生是通过医药企业了解抗菌药物知识的。受访患者中只有 20%~60% 知晓抗菌药物安全性和耐药概念,而他们获得抗菌药物知识的最主要来源是医生,并且约有一半患者不知道凭处方在零售药店购买抗菌药物的规定。我国关于抗菌药物使用的教育与培训较少,公众教育仅限于小学生的教育项目,但该类项目范围较小,而且数量也有限,并没有在大众媒体上广泛宣传;对于医学生的教育也局限于教科书中的抗感染治疗和临床药理学等知识,没有具有针对性的指南依从教育;继续教育培训基本也是医疗机构为专职人员提供的教育与培训,没有普及到广大临床医生。访谈结果显示,约有 5% 的医生从未接受过合理用药的培训。

瑞典抗菌药物合理使用与细菌耐药控制主要得益于全国性的控制细菌耐药战略项目(Strama)。Strama 的主要工作内容包括政策制定、指南推广、监测体系建立、教育培训等,Strama 还与诸多政府部门、监督管理机构、耐药与抗菌药物使用研究与教育部门、学术团体、专业人员等联系,负责医疗、农业、动物保健抗菌药物应用和细菌耐药的管理与促进工作,地方 Strama 也会与各地的药物治疗学委员会(DTC)保持良好沟通与联系,负责各地区抗菌药物与细菌耐药相关监督检查、培训教育工作。Strama 的主要工作内容之一就是指导与促进各地区制定与推广抗菌药物临床应用指南。指南制定后,Strama 会通过多种途径对医务人员、公众进行宣传教育,如专业杂志、专业会议、大众媒体、社区信息、中小学校教育等,同时还会将指南编辑成手册分发到每一位有处方权的医师手中,并积极鼓励患者根据指南对医师不同于指南的处方提出质疑。指南颁布后 Strama 还会进行跟踪调查并适时更新。我国也应加强对抗菌药物临床应用指导原则的宣传,鼓励患者了解指导原则并监督医务人员的医疗行为,正确使用抗菌药物。

三、抗菌药物使用监管国际经验与启示

从上述国家或组织对抗菌药物管理措施来看,世界卫生组织主要是通过制定全球战略来监管和鼓励各国完善抗菌药物的使用和监管,美国、欧盟和瑞典主要采取建立全国抗菌药物耐药监测系统来负责监管抗菌药物使用,澳大利亚和日本则主要是从国家或地区层面出发,制定抗菌药物治疗指南以对全局进行指导。

(一)建立抗菌药物耐药监测系统

美国在 1996 年就建立了国家抗菌药物耐药监测系统(NARMS),并且是在 FDA 的兽药中心、美国农业部和疾病控制中心合作下成立的。NARMS 每年会提供年度总结报告,NARMS 也会定期召开公众会议,报告 NARMS 监测结果,并为其他抗菌药物耐药性研究提供交流平台。美国建立了一个主体明确、责任分明、流程完善的监测体系。欧盟 1998 年资助建立了"欧洲微生物耐药监测系统"(EARSS)收集耐药数据,为制订预防计划和相关政策提供数据基础。2001 年又成立了"欧洲抗菌药物使用量监测网"(ESAC),定期从 33 个欧洲国家收集抗菌药物使用量,为科研和决策提供长期的数据支持。这为欧洲各国抗菌药物的使用和监测提供了很好的平台和数据支持,也成为欧洲各国控制细菌耐药性的坚实基础。同样瑞典建立了一个明确的抗菌药物耐药监测机构,主体责任明确,结构完善,是瑞典抗菌药物合理使用与细菌耐药控制的保证与依托。

(二)出台抗菌药物应用指南

美国疾病管理中心于 1997 年出台了抗菌药物使用指南等一系列规范文件,对医生使用抗菌药物进行详细指导。欧盟为了遏制抗菌药物耐药,颁布编写了新抗菌药物说明书的指南,规范供医生和患者使用的说明书。澳大利亚药政管理部门颁布了抗菌药物治疗指南,用于指导临床合理用药。并且对该抗菌药物治疗指南进行不断地更新,以适应不断变化的细菌耐药性。抗菌药物应用指南能够更加明确、详细地指导医务人员和患者使用抗菌药物,同时能够在监测系统的基础上,根据本地区的具体情况进一步做出更适合当地情况的规定和指导。

(三)制定医保等相关政策控制抗菌药物使用

美国疾病预防控制中心在 2000 年推荐采取 12 步法操作以预防细菌耐药性的过快增长,以期为医务人员提供临床用药参考,并作为降低抗菌药物不合理使用的有效干预工具。在 2011 年欧洲抗菌药物宣传日之际,欧盟委员会宣布了一个包括 7 个优先行动方面和 12 项具体措施的反病菌抗药性五年行动计划,其中大部分内容是针对抗菌药物使用的。同时欧盟还建议对不同细菌感染细化用药剂量,以减少耐药情况发生。瑞典规定医药产品必须通过药店购买,而瑞典的药店只有一家,并且是国有的。瑞典还规定购买医药产品必须有医务人员所开具的请购单,从而限制了一些不合理的抗菌药物使用。日本为限制国内抗菌药物的滥用及遏制抗菌药物用量增长过猛的势头,规定减少对抗菌药物的国民医疗费补贴,以通过药品价格上涨影响医生和病人对抗菌类处方药的用量。

我国目前主要是由国家卫生健康委员会主导建立抗菌药物临床应用监测网和细菌耐药监测网来监管抗菌药物滥用的情况,在以后的建设发展中需要向美国和欧盟学习,借鉴对方系统"中央集权式"管理的先进经验,完善我国抗菌药物监测体系的建设和完善。将与药品相关的管理权利授予同一个部门,并授予该部门相应的立法权,出台相应的法律法规,具体地规范药品的审批、检验、监测等方面的内容,使医生使用药品,尤其是抗菌药物时有章可循,有法可依,从根本上遏制抗菌药物滥用现象。

　　我国应该借鉴澳大利亚不断更新的经验,对新发情况进行不断补充,并对变换情况进行不断修改。我国2004年发布了《抗菌药物临床应用指导原则》,但是,随着细菌耐药性的不断变化,该指导原则的某些内容会与现实状况发生冲突。应用指南是医务人员使用抗菌药物的依据,不断完善我国的抗菌药物临床应用指导原则,以期更好地指导医务人员的用药行为,降低细菌耐药性的发生。

　　我国还应加强抗菌药物购用管理,严格控制抗菌药物购用的品规和数量。严格药品定价,压缩价格虚高空间,明确规定药品从出厂到使用各环节的加价比例,并向社会公布。对药品生产经营企业和医院建立严格的惩处制度,严厉打击药品销售中的不正当竞争手段,铲除药品回扣歪风,遏制抗菌药物滥用的势头。同时,将监控结果及时反馈给医院、临床医师或药师,在抗菌药物使用中及时提醒医师更加合理地使用抗菌药物,帮助他们切实提高合理用药的水平。

第六章

中国－英国抗菌药物耐药监测系统比较

自青霉素发现以来,抗菌药物在全球范围内被广泛使用于医疗工作中,继而又不断延伸至农业、畜牧等领域,由此也导致了细菌耐药性的不断增强。部分国家和地区出现的几乎对所有抗菌药物耐药的多重耐药细菌,引起了各国政府和全社会的广泛关注。世界卫生组织更将抗菌药物不合理使用导致的细菌耐药问题列为全球七大公共卫生问题之一,并将2011年4月7日世界卫生日的主题确定为"抵御耐药性——今天不采取行动,明天就无药可用",积极推动各成员国采取一系列针对性措施,应对细菌耐药给人类健康带来的威胁。

抗菌药物合理使用问题是全世界普遍关注的问题。抗菌药物临床应用近70年来给人类防治感染性疾病带来了很大的益处,但同时人们也发现抗菌药物在使用过程中存在病原微生物产生耐药性、毒副作用、过敏反应等一系列问题。在药品的研发过程中,具有抗菌活性的药物资源也相当有限,生产一种新药往往会投入巨大的成本,最终会给国家医疗保障体系和病人造成高额的经济负担。因此,加强抗菌药物临床应用管理,促进合理使用、安全使用对于提高医疗质量,保障医疗安全,减轻社会医疗负担具有十分重要的意义。

我国抗菌药物存在不合理应用的现象,主要表现在:无指征的预防药物,无指征的治疗用药,选择错误的品种、剂量、给药途径、给药次数及疗程不合理等。抗菌药物的不合理使用和滥用,一方面增加了药品不良反应和药源性疾病的发生;另一方面造成了细菌耐药性的不断增长,致使一些有效的抗菌药物不断减效甚至失效,危及广大人民群众的身体健康和生命安全。调查显示:我国每年约有三万名儿童因不恰当地使用耳毒性药物而造成耳聋,其中95%以上为氨基糖苷类药物。一项对药源性死亡病例的分析结果显示,在225例药源性死亡中,由抗菌药物引起的死亡为97例,占43.1%。抗菌药物的滥用还导致药物资源的巨大浪费,加重国家和人民群众经济负担,1998年的一项统计表明,仅因不合理使用第3代头孢这一项,就使我国每年浪费卫生资源7亿元。湖北省15所三级甲等医院常见病原菌部分监测资料表明:一些细菌的耐药率已从1996年的1%上升到2002年的19%。对浙江省省级医院1997—2000年患者的调查研究显示,一些细菌的耐药率已从14%上升到44.3%,而金黄色葡萄球菌、表皮葡萄球菌和溶血性葡萄球菌对亚胺培南的耐药率已从93%上升到100%。

细菌耐药问题在中国是一个重大公共卫生问题。我国卫生体制内部长期存在的负面激励机制导致抗菌药物不合理使用,医疗服务和医药产品定价政策不合理,医疗纠纷中举证倒置的政策导致医务人员更倾向于使用广谱抗菌药物,细菌耐药性问题日益严峻,也为全球卫生带来巨大挑战。2011年以来开展的全国抗菌药物科学使用的专项整治及不断深化的卫生体制改革使得越来越多的公立医院意识到对抗菌药物临床应用和耐药开展常规监测与评估的必要性和重要性。开发出一套标准化的、纳入医院信息系统的抗菌药物临床应用和耐药常规监测专业化工具，将极大地提高医院抗菌药物专业管理水平，并协助政府部门开展以循证为基础、科学化的处方点评工作。

遏制细菌耐药是英国政府与世界卫生组织合作共同努力促进的一项工作，是英国卫生领域的工作重点之一。在 2013 年 12 月的中英高层峰会上，中英两国针对遏制细菌耐药问题达成了合作协议。NHS 良好的常规监测评价体系与绩效管理经验可帮助中国医院建立抗菌药物临床应用常规监测与评价体系，对处方行为、医院感染、细菌耐药等进行实时与趋势分析，并开展以疾病为基础的抗菌药物使用深入研究。中国公立医院可在已有抗菌药物监测体系的基础上，借鉴 NHS 良好的常规监测评价体系与绩效管理经验，建立更加科学的抗菌药物临床应用与耐药常规监测评价体系，并深入开展以疾病为基础的抗菌药物使用研究。本文对当前中国抗菌药物监测现状进行了梳理，具体情况如下：

一、中国公立医院抗菌药物临床应用和耐药监测情况

（一）中国公立医院抗菌药物临床应用和耐药监测整体情况

1. 监测软件应用情况　目前，国内常用的抗菌药物监测系统主要有三类：第一类是世界卫生组织推荐的用于细菌耐药性监测的 WHONET 工具软件；第二类是依托"军卫一号"HIS 或医院现有的 HIS 系统基础框架进行定制开发的抗菌药物监测系统；第三类是直接以 Delphi 和 NET 等为开发工具，结合 Java Script+ASP+XML+Web Service 等先进开发技术，采用 Microsoft SQL SERVER 2000 等为后台数据库，建立与医院 HIS、CIS、LIS 等其他系统的数据能够整合，支持其他系统数据接口的抗菌药物监测系统。

WHONET 软件是由世界卫生组织细菌耐药性监测中心发布的，其抗菌药物数据库采用美国临床实验室标准化委员会制定的药敏试验结果进行解释。WHONET 软件的详细列表分析功能可以浏览数据库中的每一条数据，还可以对每一条数据进行耐药率分析、散点图分析和直方图分析，发现异常耐药性的菌株，判定数据中存在的问题。该系统能够定期总结全院各病人标本送检数量，各病原菌的分布情况，分离的主要病原菌的种类、数量，常用抗菌药物的耐药性，所分离病原菌种 MRS、ESBL 的发生率；统计指定时间内的标本阳性率，进行标本阳性率的跟踪，用户选定标本的阳性率统计；统计指定时间内的细菌检出率，进行细菌检出率的跟踪，用户选定细菌的检出率统计等内容。

其他两类抗菌药物监测系统主要是依据我国原卫生部《抗菌药物临床应用指导原则》的文件精神，以医院信息系统（HIS）中的门诊处方和病房医嘱用药等电子数据为数据源，以抗菌药物临床应用专项整治活动方案中的 16 项合理用药指标作为基本监测点，同时满足处方点评、药品不良反应（ADR）监测等要求进行开发和设计的。目前我国大部分二、三级医院都有合理用药软件，主要针对药品过敏史、配伍审查、特殊病生理状况审查、药物剂量审查、给药途径审查。数据主要从药房发药记录中采集，联合药品信息表、门诊结算信息表、门诊处方表、住院结算信息表、费用明细表等多个表单，按照一定的逻辑算法自动生成数据。监测系统主要包括抗菌药物数据库分级编码、医生使用抗菌药物的药品权限、医生使用抗菌药物的控制和审核以及对抗菌药物的统计、分析和监控。

2. 抗菌药物监测总体效果　2011 年，中国的药品总费用仍占卫生总费用的 37.55%，较上年降低了 6.7%。公立医院门诊和住院费的药占比仍分别为 49.6% 和 41.8%，分别比上年降低了 2.2% 和 3.7%。2008 年国家卫生服务调查显示：基层医疗机构含抗菌药物的处方比例为 57%，含激素的处方比例为 39%，单张处方药品数量为 3.13。有关调查显示，各级医院的抗菌药物使用率分别为：三级医院 70%，二级医院 80%，一级医院 90%；目前住院患者抗菌药物使用率在 35.16%~71.38% 之间；手术科室抗菌药物使用率（80.70%）明显高于非手术科室（61.97%）；在抗菌药物应用目的方面，预防性用药占 66.72%，治疗性用药仅占 33.28%。

（1）药品不良反应 /事件报告情况：近年来，抗感染药的不良反应 /事件报告占比持续下降。2012 年抗感染药报告占总报告数量的 40.2%，较 2011 年降低了 4.7%，一定程度上反映出抗感染类药物的使用得到了初步控制。但从抗感染药不良反应报告分析看，不合理使用现象仍然存在，如超适应证用药、超剂量用药、不合理的联合用药、给药途径不合理等。以莫西沙星为例，莫西沙星口服后吸收良好，生物利用度约 90%，但其注射剂报告比例高达 65.8%，许多轻症患者可以不必静脉给药。

1）总体情况：2012 年全国药品不良反应监测网络收到的药品不良反应 /事件报告数量达到 120 余万份，其中新的和严重报告数量 24 万份，占同期报告总数的 20%。目前，国家药品不良反应监测数据库累计收集药品不良反应 /事件报告已达 500 余万份。同时，报告的及时性和报告质量也得到了提高。2012 年，一般病例报告时间距不良反应发生平均时间为 23.6 天，30 日内报告比例达到 83.8%，比 2011 年提高 3.2%；严重病例报告时间距不良反应发生时间平均为 20 天，15 日内报告比例达到 80.2%，比 2011 年提高 3.5%。

2012 年药品不良反应 /事件按照来源统计，来自医疗机构的报告占 74.8%，来自药品生产和经营企业的报告占 24.4%，来自个人的报告占 0.8%。与 2011 年相比，药品生产和经营企业的报告比例进一步提高。按照药品类别统计，化学药占 81.6%、中药占 17.1%、生物制品占 1.3%。化学药中，抗感染药的例次数仍居首位，占 48.8%，但延续了前两年的下降趋势；其次是心血管系统用药，占 9.6%；镇痛药，占 8.0%；消化系统用药，占 5.9%；电解质、酸碱平衡及营养药，占 4.9%。前 5 类药品共占化学药总例次数的 77.2%。

2）抗感染药报告情况：2012 年全国药品不良反应监测网络共收到抗感染药的不良反应 /事件报告 48 万余份，其中严重报告 1.8 万余份，占 3.7%。与 2011 年相比，抗感染药的报告数量增长 29.5%，严重报告数量增长 33.6%，但均低于国家药品不良反应监测数据总体报告的增长率。

按药品类别统计，报告例次数排名前 5 位的依次是头孢菌素类、喹诺酮类、大环内酯类、青霉素类、硝基咪唑类。按品种统计，严重报告例次数排名前 10 位的品种依次为：头孢曲松、左氧氟沙星、青霉素 G、头孢哌酮舒巴坦、克林霉素、头孢呋辛、阿奇霉素、头孢噻肟、利福平、炎琥宁。

随着 2012 年药品不良反应 /事件报告数量的整体增长，抗感染药的报告数量也有所提高，但提高幅度低于 2012 年总体报告的增长水平。2012 年，卫生部发布了《抗菌药物临床应用管理办法》，加强抗菌药物的合理使用，限制了抗菌药物的使用比例，感染药物的报告数量占总报告数量的比例也较 2011 年明显下降。

3）基本药物情况：2012 年全国药品不良反应监测网络共收到国家基本药物的不良反应 /事件报告 44.2 万余份，较 2011 年增长 42.4%。其中严重报告数量 1.6 万余份，占 3.7%。2012 年国家基本药物不良反应 /事件报告中，化学药例次数排名前 5 位的品种均为抗感染药，分别是左氧氟沙星、头孢曲松、头孢呋辛、青霉素和甲硝唑。

2012 年国家基本药物不良反应 /事件报告总数、严重报告数增长水平与 2012 年总体病例报告增长水平基本一致，严重报告所占比例也与 2011 年相同。总体上看，2012 年国家基本药物安全状况平稳。

（2）耐药性情况：细菌的耐药性和耐药菌感染是 21 世纪感染领域面临的巨大挑战。青霉素从 1939 年起大批量生产，1943 年就有耐药菌出现，1995 年约有 90% 的金黄色葡萄球菌对青霉素和其他内酰胺类抗菌药物耐药。世界有 1/3 人口携带结核分枝杆菌，有 5000 万人携带耐药菌。近年来在社区感染中细菌耐药性也有增加趋势，如对人的生命造成威胁的 3 种细菌：类肠球菌、结核分枝杆菌和铜绿假单胞菌，对临床上应用的 100 多种抗菌药物均显示不同程度的抗性。此外多重耐药结核分枝杆菌在艾滋病患者或非艾滋病患者中均呈上升趋势。

据国内细菌耐药性监测数据表明目前临床细菌耐药性仍呈上升趋势。近年来临床上发现的耐药细菌的变迁有以下 6 个主要表现：耐甲氧西林的 MRSA 感染率增高；凝固酶阴性葡萄球菌（CNS）引起的感染增多；耐青霉素肺炎球菌（PRP）在世界传播；出现耐万古霉素肠球菌（VRE）感染；耐青霉素和耐头孢菌素的草绿色链球菌（PRS）出现；产生超广谱 β- 内酰胺酶（ESBL）耐药细菌变异。

（二）6 所医院抗菌药物临床应用耐药监测情况

专家团队选取 6 家有代表性的医院，对其处方监测系统、耐药监测系统和院感监测系统的情况进行了解，旨在总结各医院的有益做法，为公立医院抗菌药物临床应用与耐药监测评价体系的建立提供参考依据。

由表 6-2~表 6-6 可见，6 家医院处方监测系统、耐药监测系统和院感监测系统等三大监测系统基本实现信息化，信息系统所有权普遍为医院，但是部分系统无法与院内其他系统连接，存在信息孤岛现象。部分信息系统自带统计软件，部分信息系统需要导出数据后使用其他统计软件进行统计分析。除 F 医院外，5 家医院处方监测系统每月进行一次数据汇总和发布；耐药监测系统调研医院都是每个季度进行一次数据汇总和发布。对于监测指标每个医院的计算和统计口径各有不同，归纳起来，处方监测指标主要集中在处方合格率、门诊和住院抗菌药物使用率等方面；耐药监测系统的监测指标主要集中在细菌分布和耐药情况等方面；院感监测系统的监测指标主要集中在院感发生率及分布情况等。

各家医院的基本情况见表 6-1：

表 6-1 调研医院基本情况

医院名称	成立时间	性质 / 类别	开放床位（张）	年门诊量（人次）	年住院量（人次）	员工数（人）
A	1875 年	公立 / 三级甲等综合医院	1500	80 万	3.0 万	1870
B	1900 年	公立 / 三级甲等综合医院	3300	381 万	15.4 万	6017
C	20 世纪 50 年代	公立 / 三级甲等综合医院	990	140 万	3.6 万	1446
D	1910 年	公立 / 三级甲等综合医院	1850	280 万	4.8 万	3579
E	1898 年	公立 / 三级甲等综合医院	3400	249 万	12.8 万	5021
F	1949 年	企业办公立医院 / 三级甲等综合医院	1200	74 万	4.0 万	1680

（三）存在主要问题

1. 监测主体不统一 从国家层面上讲，中国的药品审批和药品检验工作、医疗机构药事管理工作、药品不良反应报告和监测工作、抗菌药物临床应用的监督管理工作等抗菌药物相关工作分别由不同的部门负责。各部门分属不同的领域，难免会出现政策模糊或者政策没有覆盖的部分，导致我国难以形成保障抗菌药物合理使用的自上而下的监管体系。同时，多部门管理还会出现职责不清，相互推诿等情况，我国应该将药品的审批与检验、医疗机构的药事管理、药品不良反应的报告和监测、抗菌药物的监管等工作交由同一个部门主管，充分给予该部门相应的权利，保障各项监管措施的有效实施。

2. 药店的监管机制不完善 虽然我国实行零售药店"凭执业医师处方销售抗菌药物"的规定。但是，从对于某些地区的调查情况来看，目前绝大部分的药店存在为了弥补一些处方药存量的短缺而"自造"处方、"大处方"等现象。我国抗菌药物的监管主要是针对医院的，对于药店的监管也只是在《药品流通监督管理办法》中有所体现，但缺乏相应的监管和处罚措施，并没有建立完善的监管机制。加之，我国的药品企业规模较小，行业自律性差，经济效益至上，不利于监管工作的执行。

表 6-2　调研医院处方监测系统情况表

指标	A	B	C	D	E	F
是否有软件监测系统	是	是	是	是	是	是
系统启用时间	2013年1月	2010年3月	2013年6月	2011年5月	2012年10月	2011年5月
软件系统和数据所有权	医院	医院	医院	医院	医院	医院
是否允许与院内其他系统链接	否	是	否	是	是	是
是否使用统计软件	否	是	否	是	是	是
监测指标	处方合格率,门诊基本药物使用率,门诊注射剂使用率,门诊抗菌药物使用率,住院患者抗菌药物使用率等	不合格处方,适应证不适宜,遴选的药品不适宜,药品剂型或给药途径不适宜,用法用量不适宜,联合用药不适宜,重复给药,有配伍禁忌或者有不良相互作用,无适应证用药,无正当理由开具高价药	门急诊和住院的科室及医生用药情况,处方监控及用药明细,全院药品消耗量及排序,基本药物使用情况,抗菌药物专项监控指标等	住院患者抗菌药物使用率和使用强度,门诊和急诊患者抗菌药物使用率,抗菌药物使用金额占用药金额的比例,门诊患者注射剂使用率等	问题处方的查询统计和分析,围术期用药评价,治疗性用药评价,抗菌药物临床应用查功能,抗菌药物使用情况分析	处方指标,抗菌药物用药指标,外科清洁手术预防用药指标,临床药物统计台账,细菌耐药分析
监测数据汇总和发布频度	月	月	月	月	月	季度
监测结果发布方式	纸质版	电子版	纸质版、电子版	电子版	纸质版	纸质版、电子版
监测结果发布对象	全院中层会、各科室分别传达	通过院内网发布	院内	全院内网	医务、护理、行政管理等全体员工	全院临床、医技科室

表 6-3 调研医院耐药监测系统情况表

指标	A	B	C	D	E	F
是否有软件监测系统	是	是	是	是	是	是
系统启用时间	2014 年 4 月	1998 年	2014 年 1 月	2008 年 3 月	2004 年 12 月	2014 年 1 月
软件系统和数据所有权	医院	其他	医院	其他	医院	医院
是否允许与院内其他系统链接	否	否	是	是	是	是
是否使用统计软件	是	是	是	是	是	是
监测指标	阳性菌株总数及各类菌数量,细菌类别,各种细菌对相应抗菌药物的耐药性,主要耐药菌监测等	标本来源分布,标本来源科室分布,菌株类型分布,菌属分布,菌株科室分布,成人组和儿童组不同细菌(属)药敏统计分析,ICU 和非 ICU 不同细菌(属)药敏统计分析,多重耐药菌检出率统计	全院,科室任何时间段的细菌耐药率	菌群分布,来源,耐药率	细菌分布,药物敏感性,耐药百分率,MIC 分布	各部位常见细菌发布及常见细菌耐药率
监测数据汇总和发布频度	季度	季度	季度	季度	季度	季度
监测结果发布方式	纸质版、电子版	纸质版	纸质版、电子版	纸质版、电子版	纸质版	纸质版、电子版
监测结果发布对象	每位医生	全院临床科室	全院临床科室	全院内网、临床科室	临床医生、院感管理部门	全院临床、医技科室

表6-4　调研医院院感监测系统情况表

指标	A	B	C	D	E	F
是否有软件监测系统	是	是	是	否	是	是
系统启用时间	2013年1月	2011年11月	2010年1月		2014年6月	2011年8月
软件系统和数据所有权	医院	医院	医院		医院	医院
是否允许与院内其他系统链接	否	是	是	\	是	是
是否使用统计软件	否	否	否	\	是	是
监测指标	医院感染患病率,一类手术部位感染率、重症监护室导管相应血流、导尿管相关泌尿系统、呼吸机相关肺炎感染、环境卫生与消毒灭菌效果监测合格率、多重耐药菌接触隔离措施执行率	院感染率、三种导管捕管相关感染率	院感病例报告、疑似院感病例筛查、抗菌药物使用率、医院感染现患率调查	感染率、分布	感染发病率、感染部位、细菌培养结果等	医院感染微生物检测种类、前五位病原微生物及耐药率、送检率
监测数据汇总和发布频度	月	季度	月	月(报表)、季度(趋势)	季度	季度
监测结果发布方式	其他(每月质量考核会及QQ群发布)	电子版	纸质版、电子版	纸质版	纸质版、电子版	纸质版
监测结果发布对象	各科室负责人、负责传达	通过邮件发给相应科室负责人员	全院资料不公布、仅对该科公布院感病例、院感率	重点对象	全院	全院临床、医技科室

表6-5 项目医院信息化程度及相关信息

医院名称	信息化程度	创新点	存在的问题及困惑
A	1. 目前院内3个系统还没有衔接，每个信息系统都有一个权限，并相互独立，只变一个小的改变就需要大量的费用，信息孤岛现象严重，无法推进信息平台的整体建设进展；2. 细菌耐药数据无法共享，没有汇总数据，只能点对点，人工画查也存在一定问题；3. 检验科whonet系统与lis系统接口不兼容，两端都需手工输入，工作量大	1. 院长与科主任订签责任状，每月的处方点评纳入科主任考核，纳入人奖惩系数，实行科主任位淘汰。每月点评结果及时反馈，并按照医院考评小组制定的《科主任绩效考核办法》对相关人员进行排名、公示、处罚。对不合格处方病历奖惩兑现，并在院周后进行通报。根据考核结果，分管院长对排名连续靠后科室主任进行诫勉谈话，起到了很好的效果，制定措施使关键工作落实了。2. 临床药师深入临床进行点评，会诊，检测工作常态化	1. 基层医院由于缺乏专业人员，网底没做好，存在漏洞，使得抗菌药物不合理使用现象较为突出。2. 如有需要放置内置物，需要放置就意味着手术的失败，存在一定的顾虑，因为一旦出现感染就增加手术的失败；3. 目前发现多重耐药的患者，能够采取的隔离措施也只是床边隔离，并非实现医务人员落实相关流程，但是无法实现完全隔离
B	1. 基本消灭信息孤岛现象，可以实现信息院内共享，有一个大的信息系统，所有的模块都放在里面；2. 院感监测软件目前无法自动预警，还需人工查看	对于有异常情况的抗菌药物进行监控，采取每月排名。采购抗菌药物数量控制定期公示及限量控制排名前10的抗菌药物：排名1~3名，次月购入总量为上月的70%；排名4~6名，次月购入总量为上月的80%；限量采购后连续三个月排名前三位的品种，停用三个月	1. 存在体外循环的现象，在药店存在不直接买到抗菌药物；2. 不同科室存在不同的风险，统一抗菌药物使用标准对呼吸科等容易感染的科室不公平
C	1. 2012年起，积极运用信息化手段促进抗菌药物的合理使用，开发出"抗菌药物管理系统"，设置抗菌药物分级管理屏障；2. 采用阳光用药电子监察系统对抗菌药物的使用情况进行监测；3. 医院信息系统提供科主任查询本科室的细菌耐药统计资料，供科室进行内部分析	1. 卫生局、教育局、电视台、报社，共同组建了合理用药公众教育联盟，建立合理用药公众教育同组进行科普知识讲座，促进健康教育进社区；2. 建立抗菌药物临床应用管理体系；3. 开展抗菌药物临床应用开展MTP干预，并针对点评结果，多方位开展MTP模式，进行处方指标调研。T：MTP小组成员与目标处方者进行面对面交流，分析问题发生的原因，在相互充分理解，信任及配合的情况下，共同寻找解决问题的有效方法；P：制定可行的目标并组织落实，进行重复干预，直到目标实现 介绍：M：成立MTP小组，进行处方指标调研；	当前在卫生院等基层卫生机构存在抗菌药物使用误区，认为只要有炎症就需要使用抗菌药物，不了解抗菌药物的使用浓度、半衰期、抑菌或是杀菌等方面的区别，急需培训
D	1. 充分利用信息化手段加强抗菌药物的临床应用管理，对于没有相应权限的医师越级开具抗菌药物管理会给予相应的提示；2. 建立预防使用抗菌药物管理程序，在清洁手术之前增加了一个程序，该系统应用于手术之前，目前全院100%的I类切口手术应用该系统；3. 处方监测系统与预防使用抗菌药物管理程序嵌入HIS系统，自动跳入医嘱系统	1. 将抗菌药物分为非限制级、限制级、特殊级，每年对相应药物的使用权限进行调整；2. 根据每个科室的特点，设置不同的抗菌药物使用标准，控制标准上限和下限，超过上限会受到惩罚，将违规类型分为I类、II类、III类及IV类，其中I类处罚为最严重程度，将违规类型分为I类处罚最严重程度；3. 建立定期会部门联席工作会议制度，医务科、药学部、质评部、临床科室，讨论整改工作计划，执行情况及遇到的持续改进的效果；4. 对抗菌药物使用超标现象进行分析，找到影响因素，根据影响因素认真调整使用情况或指征	目前术前使用抗菌药物时间无法掌控，医生一般术前一天开具抗菌药物，具体给药时间需要护士手工记录，缺乏准确用药时间的实效性

续表

医院名称	信息化程度	创新点	存在的问题及困惑
E	1. 抗菌药物分级管理嵌入 HIS 系统，并设定权限，在电子病历系统设立会诊制度，通过短信通知会诊专家在线会诊；2. 合理用药系统、院感系统和微生物检验系统都通过接口直接联入 HIS 系统中，WIFI 全院覆盖，临床药师参与到医疗的全过程；3. 临床药学服务平台是医院药学部根据需求提出建设，信息中心协助建立临床药学工作站系统，目前该系统已经开发完成正在逐步应用。该系统共有 8 大模块，包括临床药师，门诊、住院药房审方系统；4. 检验科进行耐药趋势分析的情况药与院感系统链接，由院感系统定期发布耐药情况	1. 院领导同临床科室科主任签订《合理使用抗菌药物管理责任书》每个科室根据科室不同的抗菌药物使用指标；2. 特殊级别抗菌药物使用需要专家会诊，成立会诊专家库，建立专家网上会诊平台，明确专家会诊流程（需要会诊的专家会收到短信提醒，开展在线会诊），提高了会诊效率；3. 处方点评中抽取用药的病历，对应的临床药师会参与点评；4. 安全用药预警，在门诊医师开具处方后，增加临床药师的工作技能，只有在审方通过后，处方才能生效，具体流程为：医生开具处方后－药师审方－扣费－发药	对于细菌耐药预警，无菌标本采集、标本核查存在一定的困难
F	1. 根据医院《抗菌药物分级使用使用分级管理办法》，建立计算机控制的抗菌药物分级使用制度，系统对抗菌药物使用种类、时限、权限实施全面、实时的监控，充分利用信息系统，开展抗菌药物分级使用的质控，超限使用质控，联合使用质控；2. 通过数据挖掘系统对全院抗菌药物应用等指标进行详细的统计、分析，为实现医疗质量管理的精细化，科学化提供重要依据；3. 临床药师可以通过医院信息网络查看全院病历内容，定期抽查运行、终末病历合理用药使用情况，发现不合理用药后可将用药建议及时反馈至临床医师	1. 利用信息化进行病例监控，重点是疑难、抢救病例，老年患者、婴幼儿、多脏器损病例等，针对病例中存在的问题临床药师下科指导临床用药。2. 感染控制方面，有效的降低医院感染漏报、迟报率，又早发现暴发，通过配置监测条件后，实时抓取数据，系统自动发现感染高危病例。暴发预警指标包括：10 天内同一科室发现 3 例病例；15 天内某个科室下呼吸道超过 8 例感染；7 天内某个科室确认 5 例感染；3 天内某个科室内鲍曼不动杆菌医生的病人发现 3 例感染；一周内某病区有 3 例相同病原菌。3. 通过临床路径管理，对每个病种临床路径用药，尤其是抗菌药物情况进行全面、细致管理，对路径外用药必须填写变异说明方可使用	由于是企业医院，工伤患者较多，占用医院病床的同时影响指标的完成

表 6-6　12 家项目医院抗菌药物相关指标变化情况一览表

分类	指标	2013—2014 年变化（中位数）
抗菌药物临床应用	住院患者抗菌药物使用率（%）	-4%
	门诊患者抗菌药物处方比例（%）	-9%
	急诊患者抗菌药物处方比例（%）	-1%
	抗菌药物使用强度（DDDs/100 人天）	-5%
	手术预防使用抗菌药物术前给药比例（剖宫产手术除外）（%）	-0.4%
	Ⅰ类切口手术患者预防使用抗菌药物比例（%）	-9%
	Ⅰ类切口手术患者预防使用抗菌药物时长 >24 小时比例（%）	-0.4%
细菌耐药监测	接受抗菌药物治疗的住院患者抗菌药物使用前微生物检验样本送检率（%）	1%
	大肠埃希菌对三代头孢菌素的耐药率（%）	-0.4%
	肺炎克雷伯杆菌对三代头孢菌素的耐药率（%）	-12%
	产超广谱 β- 内酰胺酶大肠埃希菌检出率（%）	-1%
	产超广谱 β- 内酰胺酶肺炎杆菌检出率（%）	-26%
	耐甲氧西林金黄色葡萄球菌检出率（%）	7%
院感监测	医院感染现患率（%）	-2%
	医院感染例次现患率（%）	3%

3. 缺乏公开的抗菌药物监测报告　2005 年,我国开始撰写抗菌药物年度监测报告。但是监测报告并不是对外公开的,甚至各成员医院也只是上报自己医院的数据,并没有得到相应的反馈。信息收集和处理的主要目的应该是信息的反馈和情况的改善,数据上报后没有公开,没有反馈,那么上报的数据就失去了意义。

4. 抗菌药物监测系统各异　虽然我国大部分二、三级医院都有抗菌药物监测系统,但是我国并没有一个统一的、数据能够共享与比较的抗菌药物监测系统,各医院只是根据自己的需求设计相应的合理用药软件。但各医院的合理用药软件信息采集过于单一,主要围绕药品部分信息进行采集,对临床的局部环节进行控制,难以实现控制抗菌药物滥用现象的功能。

二、英国公立医院抗菌药物临床应用耐药监测情况

（一）组织和管理

1. 英国卫生医疗系统介绍　在英国有 4 个不同的医疗系统,包括英格兰医疗系统、威尔士医疗系统、北爱尔兰医疗系统和苏格兰医疗系统。本文中的 NHS 特指英格兰医疗系统。NHS 属于下放型医疗系统,是世界最大的由政府筹资的医疗服务系统,由卫生部长主要负责。该系统成立于 1948 年,当时的预算换算到现在的价值大约是 90 亿英镑。2012—2013 年该预算已经达到了 1080 亿英镑。NHS 雇佣170 万员工,包括 4 万全科医生、41 万护士、18 500 个急救人员和超过 10 万在医院以及社区健康中心工作的医务人员（包括牙医）,每周有 300 万病人在 NHS 下属的医疗机构得到救治。

NHS 成立的原则和宗旨一直延续到现在,具体包括:①为所有人提供全面的医疗服务;②对 NHS 资源的使用完全建立在健康和医疗需要的基础上,而不是建立在个人支付能力的基础上。

所有的人群都可以在一个初级医疗中心进行注册（全科医疗）。这个初级医疗中心有具备全科临床医学知识和技能的医生（GPs）和护士。在英国,全科医生能够解决大部分医疗卫生问题（90%）。全科医生和

初级医疗在整个 NHS 运行中作用很大,具有守门人的功能,一般一位全科医生每 15 分钟看一个病人,一天大约诊治 150 个病人。全科医生的主要责任是开药、治疗常见病,在有需要的情况将病人转诊至医院。

在基于医院的医疗卫生服务体系里,医生通常是专攻某一特殊专业的专家,这些医生在某一个具体的科室里工作,通过预约的方式来诊治经初级医疗卫生体系转诊的病人。当病人需要急诊医疗服务时,可以不用通过预约的方式,即可直接到医院急诊室(hospital accident and emergency,A&E)获得服务。越来越多的在传统上应是从全科医生处获得医疗服务的患者现在正利用医院急诊室(A&E)来获得医疗服务,这给医院急诊室(A&E)带来了巨大的压力。在英国还有单独为有精神卫生问题的患者提供医疗服务的中心。社区医疗机构也可以为患者提供家庭照护。如果是一些罕见病或是需要昂贵治疗费用的患者,将会被转诊到具有相应专科特长的医院进行治疗,这些专科服务通常跟医学院校有紧密的联系。

2. 英国卫生医疗系统(NHS)管理结构

(1)卫生部部长(secretary of State for Health):代表政府的利益,每年通过授权给予英国国民医疗卫生服务体系服务的优先权。

(2)卫生部(Department of Health):卫生部的法定职责是支持部长在卫生服务方面制定政策并开展评估。

(3)英格兰 NHS(NHS 委员会)〔NHS England(NHS Commissioning Board)〕:通过地区和本地团队实现对初级医疗和专科医疗服务的管理,为确保临床委员会团队实现日常任务和年度目标提供保障。

(4)英国公共卫生部门(PHE):提供公共卫生服务(健康保护、公共卫生信息和情报工作、通过市场活动和行为观察为公民提供服务);公共健康指导(通过鼓励公开管理、建立证据基础、促进公共健康关系等方式开展健康指导);支持专科化和公共健康人力的发展(通过与当地政府一起任命公共健康管理者,支持公共卫生实践并支持公共健康人员更加广泛的合作)。

(5)临床委员会团队(Clinical Commissioning Groups,CCGs):临床委员会团队是包含全科医生的会员组织。英国的 8000 名全科医生是 211 个临床委员会组织的会员,每个委员会每年平均照护 226 000人。临床委员会承担了大部分健康服务,包括急救护理、选择性住院治疗、产科服务和社区精神卫生服务。2013 年和 2014 年,临床委员会团队的预算是 650 亿欧元,占英国 NHS 总预算的 60%。

(6)卫生与福利董事会(Health and Wellbeing Boards):该董事会由当地的一系列机构组成(临床委员会、政府、公共卫生和健康监察机构),组织协调卫生服务计划有顺序的执行并对完成情况进行监督。

(7)英国国家健康监察机构和地方监察机构(Healthwatch England and local Healthwatch):该机构为消费者提供维权的机会,是开展卫生和社会保健的前提。卫生和福利董事会对服务进行公开评论,告知英国国家健康监察机构服务情况和存在的问题,可以为公众提供健康指导和宣传服务。

(8)第三方服务提供者:专门为人群提供服务,其服务范围比一个单独的临床委员会更加广泛。

(9)初级卫生服务(Primary Care Services,PCS):即全科医生服务。因为初级卫生服务与临床服务存在一定的利益冲突,所以初级卫生服务不能由临床委员会团队授权。

(10)NHS 信托基金会(NHS Foundation Trusts):是一个独立的法人机构,它的董事会主席是由独立的部门监督,均是非赢利组织,如果有赢利,他们会把赢利返还到社区。

(11)医疗质量委员会(Care Quality Commission,CQC):委员会许可、规范并检查提供临床服务的组织,确保维持高标准的服务质量。

(12)监管(Monitor):向 NHS 提供规范和监督其他组织的服务,以确保这些组织的财务状况可维持正常运行。

(二)抗菌药物的耐药性

在 20 世纪 90 年代,耐甲氧西林金黄色葡萄球菌(Methicillin-resistant staphylococcus aureus,MRSA)在英国大幅度地流行起来。2000 年早期超广谱 β- 内酰胺酶(extended spectrum β-lactamase,ESBL)所

产生出的细菌应运而生,大肠埃希菌(*E. coli*)的生产量中迅速升至 10%。在过去 5 年当中,已观测到能产生大肠埃希菌的碳青霉烯酶的迅速流行。2010—2013 年,基于对 LabBase2(英国传染病监测中心的监测系统)的自愿报告英国大肠埃希菌的血液感染总体发病率增加了 12%。2001—2007 年,之前全国性的监测已经表明分离的大肠埃希菌对于环丙沙星、第三代头孢菌素和庆大霉素的抗药性的比例在上升,之后耐药性有所下降。然而,这种下降似乎从 2010 年起已经停止,同时在 2010—2013 年,分离物对于抗菌药物组的耐药性保持大致稳定,但是在肺炎克雷伯杆菌方面处于增长状态。就全国范围,分离株的耐药性每个季度的比例范围:17%~19% 为环丙沙星、10%~12% 为第三代头孢菌素、9%~10% 为庆大霉素、0.03%~0.2% 为亚胺培南或美罗培南。尽管如此还是导了了大肠埃希菌耐药性的负担。例如,在 2010—2013 年,环丙沙星的耐药性数量增至 18%,相应的第三代头孢菌素和庆大霉素的耐药性的增长比例分别为 28% 和 27%。在连续 4 年当中,亚胺培南或美罗培南的耐药性数量太小以至于无法做出有力的数据分析。在大肠埃希菌对于某些重要介质的耐药性的比例方面,地理区域性差异比较显著,通常在城市比例较高。环丙沙星的耐药性从在伦敦用药的 25% 到坎布里亚郡的 12%,头孢菌素的耐药性从在伦敦用药的 15% 到德文郡、康沃尔和锡利群岛的 12%,而庆大霉素的耐药性从伦敦用药的 15% 到达勒姆、达林顿和蒂斯的 5%(ESPAUR report 2014)。

碳青霉烯类抗菌药物被视为治疗严重感染,尤其是由革兰阴性细菌所引起的严重感染的"最后的堡垒",其出现耐药性必然会令人担心。据有关数据显示,碳青霉烯类对于现行英国由大肠埃希菌或肺炎克雷伯杆菌引起的血液感染的治疗仍积极有效,超过 98% 的分离株仍易感染,但这不应该是产生懈怠的理由。

大肠埃希菌的分析代表着 PHE 抗菌药物耐药性和医疗卫生相关感染(Antimicrobial Resistance and Healthcare Associated Infections, AMRHAI)的参考单位,显示出由于碳青霉烯酶的产生导致的碳青霉烯类的耐药性反应的分离株的数量在年复一年地剧烈增长(由于 β 内酰胺酶能够降解碳青霉烯类,因此取消其抗菌活性)。英国主要病原菌耐药性的总结见表 6-7。

表 6-7　英国主要病原菌耐药性的总结

	2013 年的千分率(与 2010 年相比)	抗菌药物或抗菌药物组	2013 年的耐药性百分比(与 2010 年相比)	2010 年到 2013 年耐药性细菌的数量变化	欧洲 2012 年的耐药性百分比
大肠埃希菌	52.6(↑)	环丙沙星	18.2(↔)	↑	22.3
第三代头孢菌素		10.9(↔)		↑	11.8
庆大霉素		9.7(↔)		↑	10.3
亚胺培南或美罗培南		0.1(↔)		↑	<0.1
肺炎克雷伯杆菌	8.8(↑)	环丙沙星	11.1(↔)	↑	25.3
第三代头孢菌素		11.4(↔)		↑	25.7
庆大霉素		8.5(↑)		↑	22.2
亚胺培南或美罗培南		1.0(↑)		↑	6.2
假单孢菌属	6.3(↓)	环丙沙星	10.4(↔)	↑	21.0
头孢他啶		6.7(↔)		↓	13.5
庆大霉素		3.6(↓)		↓	18.4
亚胺培南或美罗培南		9.5(↔)		↓	17.1
肺炎链球菌	6.1(↓)	青霉素	3.1(↔)	↓	4.6
大环内酯类		8.1(↑)		↑	8.5
四环素		6.1(↑)		↑	—

（三）抗菌药物的消耗量

抗菌药物的消耗量是抗菌药物耐药性发展的主要推动力量。2014 年，英国卫生部（Department of Health, DOH）第一次在全英国范围从 NHS 社区和医院医药部门引入抗菌药物消耗量的数据，鼓励提供整个医疗卫生领域的抗菌药物处方和经济途径数据。如果发现不必要的抗菌药物处方减少，那么对于抗菌药物消耗量信息就会有一定的借鉴作用。

从 2010—2013 年，总的抗菌药物的消耗量增长了 6%：全科医生使用抗菌药物的消耗量增加 4%，住院病人的处方量增长 12%，其他社区的处方量增至 32%（例如牙医）。上述数据低估了总的消耗量，因为它并不包括从私人全科医生、医院或者牙医处所开的私人处方，并且以上这些内容目前并未集中记录下来。消耗量上升的原因无法明确，但是可以体现出有需要使用抗菌药物或过度使用抗菌药物的临床感染患者数量的变化。2013 年，全科医生和医院共开出了 66 个不同的抗菌药物处方。前 15 种抗菌药物的消耗量在全科医生处和医院分别占到了 98% 和 88%。纵观各个时期，英国抗菌药物消耗量占主导地位的是青霉素、四环素和大环内酯类。

全国处方指导方针在英国的推行影响初级医疗和二级医疗中抗菌药物的消耗量。头孢菌素和喹诺酮类在英国过去十年间的消耗量明显下降，作为减少难辨梭状芽孢杆菌的感染防止受到经济方面的惩罚方式，这是初级和二级医疗机构首先要考虑的问题。除此之外，在过去的 4 年间，呋喃妥因有明显的增长，表明促进这种对于泌尿性感染的全国感染方针有影响作用。

2011 年，欧洲疾病控制中心（European Centre for Disease Control, ECDC）发布欧洲抗菌药物相比的最新数据。在报告中，英国与欧洲其他国家相比，社区开抗菌药物处方居于中间水平。英国抗菌药物在医院医药部门的消耗量远远高于欧洲其他国家的平均水平（超过欧洲平均水平两倍多）。在英国，医院抗菌药物处方由医院药房负责补偿，在欧洲其他许多地区，门诊和药物处方收费由社区药房部门补偿，因此全科医生的使用消耗量有浮动，医院的消耗量有减少。此外，需要采取进一步措施让 ECDC 理解以上差异（表 6-8）。

表 6-8　英国总的抗菌药物消耗量的使用情况和欧洲抗菌药物比较

	英国 2013 年 （每千人口每天）	英国 2013 年与 2012 年相比	欧洲 2011 年 （平均每千人口每天）
青霉素	13.7	↑	10.4
其他 β 内酰胺抗菌	0.6	↓	2
四环素	4.9	↑	2.2
磺胺类药物和甲氧苄啶	1.9	↑	0.5
大环内酯类及类似	4.1	↑	3
喹诺酮类	0.6	↓	1.5
其他	1.7	↑	1.7
总计	27.4	↑	21.3

（四）提高开处方行为和遏制抗菌药物耐药性措施

1. 提升对 AMR 的认识　自 2008 年以来，每年 11 月举行 "欧洲抗菌药物宣传日"（European Antibiotic Awareness Day, EAAD），目的是提高卫生专业技术人员和公众对 AMR 和适量处方的认识。评估结果显示，这些活动在提高相关问题的认识和促使改变行为方面是经济有效和成功的。

2014 年英国开展了抗菌药物监管运动（the Antibiotic Guardian campaign），这项运动的主要目标是截至同年 11 月 30 日，至少有 10 000 名医疗卫生技术人员和公共卫生人员遵守 "谨慎使用抗菌药物" 承诺，以支持2014年的EAAD。在网站上（http：//antibioticguardian.com/）承诺该运动将会提供公众和专业人员参与的衡量结果，同时还作为减少对抗菌药物和抗菌药物处方需求的督促者。该项承诺系统将会帮助人们感受到，他们自身已经采取了个人和集体的行动来使抗菌药物的使用变得灵活，也将会反过来作为催化剂促使行为改变。

2. 抗菌药物监管（Antimicrobial stewardship, AS） 抗菌药物监管描述了一系列用于促进抗菌药物合理使用的措施：基于循证证据的常规抗菌药物使用的最佳标准；保证使用抗菌药物的所有医务人员的胜任力和教育计划；与相关利益者进行关于抗菌药物使用问题的沟通；审核抗菌药物监管进程的影响和结果，特别是患者优化结果。

一项抗菌药物监管计划是减少相关医疗感染（healthcare associated infections, HCAI）的重要组成部分，而且可以减缓抗菌药物耐药性的发展。在英国有两种主要的抗菌药物监管工具：二级医疗的Start Smart Then Focus和初级医疗的TARGET。全国抗菌药物监管指南适用于初级医疗和二级医疗机构。但是医院和全科医学可以自由地实施他们当地的抗菌药物监管政策。

（1）全国卫生和卓越医疗研究院（National Institute for Health and Care Excellence, NICE）2015年发布全国指南："抗菌药物监管：有效用于初级和二级医疗的抗菌药物使用的系统和流程"。这将会成为NHS实现和评估初级和二级医疗机构在抗菌药物使用方面的指南（ESPAUR report 2014）。指南推荐了在一项抗菌药物监管计划中应该包括的组成部分，即：

1）对使用循证抗菌药物自身评价工具包（antimicrobial self-assessment toolkit, ASAT）的急诊医院的信托机构抗菌药物监管活动进行评估。

2）抗菌药物监管管理团队或委员会。

3）除管理团队或委员会外，以病房为中心的抗菌药物团队。

4）循证抗菌药物处方指南：推荐每个机构基于全国指南制定当地的抗菌药物指南，如来自英国抗菌化学疗法协会指南（British Society for Antimicrobial Chemotherapy）和PHE的机构。这些当地的指南应该是经过循证并与当地卫生医疗设置相关的，同时将当地抗菌药物耐药性的模式考虑进去。

5）质量保证措施或审核：为确保谨慎的抗菌药物处方和抗菌药物监管，相应的程序应到位。应该有由抗菌药物监管委员会或管理团队监管的不断审计、修订和更新的计划；抗菌药物监管应该在每一个急诊信托机构持续发展学科质量改进或审计计划（内科医生、外科医生、药师和微生物学家）；应定期（至少一年一次）提供有关坚持处方标准的反馈给信托机构董事会（作为一年一次感染控制委员会或类似机构报告的一部分）、处方者、领先的临床医师和微生物学家、护士、药师和感染预防和控制的董事（Director of Infection Prevention and Control, DIPC）。

为达到使用抗菌药物能发挥作用的最小量，供应商应该坚持理智选择并持续聚焦的监测原则（Start Smart-then Focus），特别是遵循患者住院后48小时静脉注射抗菌药物的监管回顾证据。监测应该包括在临床医嘱上的抗菌药物处方决定证据，证据中包括五个处方决定选择项的一项。抗菌药物监管委员会或管理团队和DIPC应该定期回顾（至少一年一次）抗菌药物使用的趋势。对于不遵守当地抗菌药物处方协议或是非常规的处方趋势应采取行动进行调查。以上内容都应该被记录下来，形成相应的抗菌药物监管委员会或管理团队的会议纪要。推荐以下其他的质量改进措施：①监测总的抗菌药物消耗量（至少一年一次）；②定期监测或审核抗菌药物监管工作组成部分的符合性；③定期监测抗菌药物处方最好做法的组成部分。

审核指标的内容包括：①服从当地抗菌药物政策或指南的抗菌药物处方的百分比；②具有48小时临床回顾和决定证据的患者百分比；③使用经过临床回顾作为审核干预的五个选项，如静脉注射转换到口服的百分比、OPAT的百分比、转变到窄谱抗菌药物的百分比。

（2）收集数据来监测符合组织的监管计划，并且为遵循预防和控制感染实践法典提供保证。组织应该考虑对反复发生的不遵循（没有临床依据）或不合适的处方案例进行正式的调查,特别是对导致患者的预后不佳的处方（例如在一例感染相关疾病发展过程中,由于处方不当导致治疗失败或延长住院时间）。感染预防和控制董事、医疗董事共同拥有对不合适做法和不合适抗菌药物处方决定提出挑战的权力。为应对上述问题,做出以下努力:

1）全科医疗优化处方:2012年,为了对全科医生提出支持,健康保护局（the Health Protection Agency）（随后重组到 PHE 里）和其他专业机构如初级医疗抗菌药物监管（Antimicrobial Stewardship in Primary Care, ASIPC）合作共同提出了全科医生工具——"抗菌药物治疗负责,引导和教育工具"（TARGET）。

另外一项相似的举措,即"遏制抗菌药物耐药性的高潮（Stemming the Tide of Antibiotic Resistance, STAR）"教育计划,包括在咨询时为临床医生与公共医生共享的资源,这些教育计划报道了已经帮助改变了当地处方的做法,减少了不必要的抗菌药物使用。

2）医院优化处方:自2003年7月,英国卫生部在随后的三年内发布了针对医院药师提高对抗感染使用控制和监测的1200万的资金配置——医院药剂科倡议（Hospital Pharmacy Initiative, HPI）,创建了专科抗菌药物药师站（表6-9）。

表 6-9　抗菌药物使用监测和控制活动

项目	活动	贡献
处方和处方行为指南	传播当地抗菌药物使用或经验性治疗指南;撰写和更新指南	HPI 使微生物学和药剂学之间撰写和回顾抗菌药物指南变得更加便利
抗菌药物教育和咨询服务	药房里,请关于微生物学和感染疾病方面的专家开展培训或组织学习最新行业进展;联合微生物学和药房进行查房	为每一个护士、医生和药师提供抗菌药物教育。在 HPI 发起之后这样的教育覆盖率分别提高到了 68%、73% 和 89%
抗感染药物和微生物的监测	定期报告关于抗感染药物使用的费用或剂量	HPI 基金显著提高了抗感染药物的监测
衡量指标	药物采购成本;使用的抗菌药物容量;不合适的抗菌药物处方;抗菌药物耐药性和临床结果	在所有关于抗菌药物的使用问题领域上已得到改进

近些年来,医院抗菌药物使用通过包含多学科专家的团队监测处方行为、耐药性和感染以及支持开处方者,对于抗菌药物选择和使用的抗菌药物监管计划的介绍已经得到改进。如2011年发起的"Start Smart then Focus"的资源已帮助医院提供了抗菌药物监管指南,并鼓励在正确的时间以正确的剂量使用正确的药物来限制不必要的抗菌药物使用。

在 ESPAUR 的第一年里,一项医院抗菌药物监管评价显示一系列活动已经得到落实。专科抗菌药物药师的作用持续地嵌入到 NHS 急诊服务机构里。此外,抗菌药物药师的职责扩大到更广的专科活动。也有证据显示在抗菌药物指南和监管活动发展过程中初级医疗和二级医疗人员的合作,通过 37% 的受访者调查显示,在他们的领域里有与初级医疗药房人员的工作合作关系。

在 2012—2014 年的调查期间,12% 的受访者正式地回顾了关于二级医疗（Start Smart Then Focus, SSFT）抗菌药物监管的全国性指南,48% 已经实现了正式的行动计划。79% 的急诊服务机构整理至少一项 SSFT 推荐的审核数据时,审核关于患者结果的数据,例如脓毒症首次剂量反应时间是很少显示出来的。

响应调查的 NHS 服务机构中有超过 90% 的机构成立了 SSTF 指南推荐的抗菌药物监管委员会,调查显示来自外部的、关于在抗菌药物委员会的抗菌药物监管领域专家的反馈是低的。因此建议在组织内部嵌入抗菌药物监管的建议,随着发展、指南的补充,不同专业的专家群体参与审计是必要的（例如护理、全科医生、内外科专科医生、低年资医生、全科药师）。

3. 处方措施　为了改进处方行为,在横跨英国不同临床领域的一系列关于抗菌药物的使用和选择的措施已发展成为"Quality, Innovation, Productivity and Prevention', QIPP"项目的一部分。作为 DOH 专家委员会,提供建议的抗菌药物耐药性咨询委员会和医疗卫生保健相关感染会(Advisory Committee for Antimicrobial Resistance and Healthcare Associated Infection, ARHAI)与英国 NHS 和英国公共卫生协商共同发布了初级和二级医疗抗菌药物处方质量措施。初级医疗的质量措施是减少总的抗菌药物消费和头孢菌素类、喹诺酮类、拉维酸类抗菌药物被使用的比例。而二级医疗质量措施是减少总的抗菌药物的消费和碳青霉烯类抗菌药物的消费。这些措施都是支撑于 NICE 提出的权威的、循证的指南。NHS 组织可以通过"NHS 处方服务站(NHS Prescription Services Portal)"获得并比较处方比率。

4. 兽医处负责的处方行为　在动物医疗卫生方面,在兽医和动物医疗卫生领域的齐心协力下提出了一系列促进在动物身上负责地使用抗菌药物的举措。这些措施包括:

(1)包含在 2012 年兽医准则(Code of Professional Conduct for Veterinary Surgeons 2012)之内的兽医皇家学院(The Royal College of Veterinary Surgeons, RCVS)。

(2)为了使兽医负责地使用抗菌药物以减缓抗菌药物耐药性的发展,农业部成立了负责地使用抗菌药物联盟会(Responsible Use of Medicines in Agriculture (RUMA)),作为一个涵盖了种植业组织、兽医、兽医医药行业及零售企业的跨行业的联盟会,发布了所有主要食品生产品种的抗菌药物使用指南。

(3)英国兽医协会、英国马兽医协会、英国小动物兽医师协会共同发布了一般品种的"特别处方指南"。

(4)欧洲兽医联合会(Federation of Veterinarians of Europe, FVE)向兽医和广大市民发放"负责任使用抗菌药物的小册子"。

(5)兽医局(Veterinary Medicine Directorate, VMD)联合咨询委员会——DEFRA 耐药协调委员会(DEFRA Antibiotic Resistance Co-ordination Committee, DARC)定期报告抗菌药物的耐药性和消费情况。

(6)英国家禽协会颁布了一个由于每天对鸡使用疫苗(day old chicks)而使人体对某些抗菌药物产生耐药反应的报告。

5. AMR 研究　英国临床研究合作中心(UK Clinical Research Collaboration, UKCRC)的"传播性感染研究计划"是一个由出资者(包括 DH/NIHR, MRC, Welcome Trust 等)共同资助的 16 500 000 英镑的项目,此项目在 2008—2015 年期间研究与 AMR 和感染控制相关的课题。至今的产出包括:影响急诊抗菌药物处方的行为、改变策略概述和改变行为、提供教育和为改进处方行为提供决定性支持的移动性技术的推动,如"帝国抗菌药物处方策略"(Imperial Antibiotic Prescribing Policy, IAPP)。

2008 年 10 月,英国商务部创新和技能部(Innovation and Skills, BIS)建立积极致力于感染的技术战略委员会(Technology Strategy Board, TSB),提供了专为减少人群和动物感染性疾病的死亡率、发病率和经济负担的一个创新平台。至今,2 千万英镑已被投资用于支持点的医疗诊断和改进英国商业,为全球市场提供解决方案、提高英国经济及提供更高的公共卫生服务质量的能力。

基金组测序有助于改进病人治疗、识别当地的暴发并达到全国性监测,联合了 DH/Wellcome Trust 基金的"医疗创新挑战基金"(Health Innovation Challenge Fund)也提供了 280 万英镑 / 年(3 年以上)的研究经费,来研究告知暴发识别和全国性监测方面的基因技术的使用。

DEFRA 以 110 万英镑组建了两项研究项目,在 2012—2013 年完成这两项项目,目的在于监测在农业上能产生大肠埃希菌的超广谱 β- 内酰胺酶(ESBL)。

DEFRA 花费 220 万英镑在动物食物生产领域方面的抗菌药物使用上建立了另外的 4 项研究项目。其中一项在 2012 年完成,而其他三项则分别于 2014 年、2015 年和 2016 年完成(UK AMR strategy)。

（五）AMR 五年战略

英国 AMR 五年战略是英国环境、食品和农村事务部（Defra）、兽药理事会（VMD）、北爱尔兰行政院、苏格兰政府、威尔士政府和英国公共卫生机构共同参与，并获得来自临床医生、学术界和产业界的投入发展而来。2013 年 9 月，英国 AMR 五年计划被正式提出，以减缓 AMR 的发展为目标，采取贯穿人类与动物医疗以及国内与国际环境层面的综合措施。该战略建立在 2000 年的英国 AMR 战略及行动计划基础之上，同时考虑了国际建设。为处理 AMR 问题，响应"2011 年欧盟 AMR 战略行动方案第三项"（2011 EU AMR Strategic Action Plan）和"2012 年欧洲委员会结论第 8 条"（2012 EU Council Conclusions）的行动要求，英国承诺未来行动将集中在以下 7 个关键领域：

一是通过增强宣传、实施最优实习方案及更好地利用数据和诊断的方法来增强感染预防。

二是通过实施促进合理处方和更好地利用现有及最新快速诊断法的抗菌药物管理方案，优化处方实践。

三是以加强职业教育、培训和公众参与来改善临床实习，使人们更广泛地理解对抗菌药物更可持续使用的需求。

四是通过研究委员会、学术界、工业界等领域间更好地协作来开发新药、新疗法和新诊断法；鼓励更大规模的公私合作投资，发现和开发用于卫生系统、社会护理系统以及兽医系统的可持续供应的有效新抗菌药物、快速诊断法和补充工具。

五是通过新安排促进对所获得的系统数据进行一致化和标准化，改良数据联系，从而更好地获取和使用人类和动物领域的监测数据。

六是为更好地明确和优先 AMR 研究，需要我们致力于 AMR 的相关工作，形成对 AMR 的理解。这或许能确定新药的替代疗法、开展对人类和动物的新试验、改良快速试验或医疗点诊断性试验。

七是加强国际合作工作，各政府和非政府组织、国际监管机构及其他组织影响舆论、获取支持、动员行动，来实现所需的全球化规模的改变。

所有的利益相关者有责任和义务使这一战略计划实现。英国卫生部、DEFRA 以及英国公共卫生局在实施该战略中起领导作用，并将与其他政府部门、机构和所有领域的其他组织制定一个全面综合实施方案。医药和医疗器械行业、学术界人士以及政府（慈善机构）资助研究都在发展新一代抗菌药物和诊断法中发挥作用。卫生技术人员、动物饲养员和公众在更合理地使用抗菌药物和减缓 AMR 进展的过程中也都发挥作用。

通过进行长期大量的研究和监测工作有效地贯彻落实方案。同时，加强建模和预测能力以更好地理解耐药性出现和传播的关联因素及其相对贡献。该工作的一个重要方面是发现并使用证据，这项工作将支撑这一新的战略并形成决定，也将会取得应对 AMR 的重大进展。这一战略的成果措施包括：①耐药性趋势；②抗菌药物使用情况；③抗菌药物的管理质量；④AMR 问题的公众态度、公众了解和公众意识；⑤公众行为和专业人员行为的改变。

在实施该战略的第一年，在以下领域已实现显著的成就：

1. 国际活动

（1）在全球层面，英国更为积极的支持世界卫生组织在应对抗菌药物耐药性问题的全球领导地位。为了达成目标，在 2013 年 5 月召开的"第 66 届世界卫生大会"上，卫生国务大臣代表英国向国际社会提出号召，以应对抗菌药物耐药性。

（2）由英国参与发起的世界卫生大会 AMR 决议在 2014 年 5 月被采纳，为世界卫生组织提供了在 2015 年前制定一项全球行动计划处理 AMR 问题的授权。

2. 药物生产

（1）需要迅速和协调一致的国际行动来刺激新抗菌药物的研发。

（2）针对全球各国政府可以采取的共同行动提出改进建议。

（3）研究定价和引入激励机制等解决方案。

3. 相关研究

（1）英国医学研究理事会（MRC）正在领导一个 AMR 研究资助者论坛来改善协调与人类、动物和环境相关的研究。

（2）此外，2014 年 4 月使用早期的 HPA 战略研究经费，在伦敦帝国学院成立关注 AMR 和卫生保健相关感染的两个新国家卫生研究院（National Institute for Health Research，NIHR）、健康保护研究单位，在最初的两年工作方案中与牛津大学达成共识。

4. 提高预防与控制感染情况

（1）为了减少从耐药率高的国家输入完全耐药感染的风险，英国卫生部推出了筛检工具包以筛选入院病人。

（2）改善感染预防还包括与 NICE 和其他机构合作开发临床指导、最优实习信息和资源。

（3）英国国民健康保险制度正在考虑如何最佳使用财务和运营杠杆改善国民健康保险制度的调试。

（4）DEFRA 提供了指导，协助农场卫生规划和生物安全。

5. 改善处方行为　英国医疗系统层面的处方行为正在发生改变。为促进改变，正在实施以下干预措施：①专业人员处方能力将被纳入医疗培训课程；②新的抗菌药物处方措施减少抗菌药物处方的可变性；③强化指导和干预。

英国历史上抗菌药物处方有所减少，可能得力于英国政府的持续努力。英国政府在卫生机构内部通过优化抗菌药物的使用来改善病人预后。在英国，对不符合医院感染目标的供应商执行严格的金融处罚。具体目标由卫生部指定，如到 2011 年前艰难梭状芽孢杆菌感染减少 30%。对于无法符合目标者，处罚限制在其收入的 2%，但该规定正在逐步放宽。

6. 公众参与　通过每年 11 月举行的欧洲抗菌药物宣传日，英国提供了在线教材，以帮助医务人员和公众改善对 AMR 的了解。在 2014 年，政府鼓励公众和专业人员成为抗菌药物监督者，从组织层面上开展个人行动和（或）推广行动。

（六）抗菌药物使用率和耐药性监测

英国公共卫生局一直通过处理各种各样的个体来加强国家监测程序，提高监控耐药性趋势的能力，提高在医院、医生手术和其他医疗保健设置中关于抗菌药物使用情况的数据整合能力。英国抗菌药物使用率及耐药性监测方案的落实是该计划的基石。英国国民健康保险制度、NICE 和英国健康教育都支持改变行动及提高抗菌药物处方质量。

医院药品委员会、DARC、农业负责使用药物联盟（RUMA）等多部门联合开展综合性活动提升对抗菌药物耐药性的重视程度，并分享优秀的实践经验。

1. 英国抗菌药物使用率及耐药性监测方案（ESPAUR）　这个监测方案的主要目的是开展对抗菌药物使用率和耐药性的监督，测量在耐药性和病人（公众）安全方面抗菌药物消费造成的影响。英国公共卫生局致力于发展一个平台，在此平台上各组织团体可以询问关键耐药性和消费措施。在这个过程中，确认各医院的数据是一个重要步骤，医院药房的数据确认完成后，英国公共卫生局将发布英国国民健康保险制度医院的抗菌药物处方质量措施数据。

在西米德兰兹郡开发 AmSurv 和 AmWeb，并从所有临床案例中捕获所有抗菌药物耐药性数据，英国公共卫生局已经依据这一情况改善了实验室监测系统，从而允许药物错误组合监控的扩展。采取的干预措施包括：指导制定相应的抗菌药物政策、改善对初级医疗和二级医疗的管理、明确干预影响和新 AMR 威胁的影响。

2. AMR 监测的发展情况

（1）CoSurv 系统：①1996 年在英格兰、威尔士和北爱尔兰开始；②每个实验室都有 CoSurv 程序但并不总是自动化的；③只报告法定需申报的有机体和感染；④加密邮件每周报告；⑤强制报告金黄色葡萄球菌、大肠埃希菌、MRSA/MSSA 菌血症及 2010 年（健康保护条例）出现的艰难梭菌感染。

（2）AmSurv 系统：①自愿报告系统；②在英格兰的诊断实验室收集所有经过抗菌药物测试的细菌；③自 2009 年开始推出；④在英国目前 85% 的实验室报告；⑤在每个地区单独管理的数据库；⑥没有国内访问权。

（3）AmWeb：①西米德兰兹郡开发的一个基于万维网的抗菌药物耐药性报表工具；②允许访问 AmSurv 监测数据；③进一步发展为国内报告应用程序；④将在未来创建一个国内 AMR 数据存储库；⑤允许用户自行定义抗菌药物面板及检查一系列细菌的敏感性；⑥输出描述不同地理区域内检查过的特定药物（错误组合）的耐药性图表。

（4）第二代监测系统（Second Generation Surveillance System, SGSS）：①将取代 CoSurv 系统和 AmSurv 系统，并向 AmWeb 输送数据；②单一的网络启用数据库；③实验室通过安全的网络链接报告；④将利用自动化实验室报告；⑤访问大量在线报告；⑥通过基于安全作用的模型为范围内用户提供访问；⑦2015 年将包含抗菌药物处方数据。

（5）西米德兰兹郡抗菌素耐药性公示：这一地区计划建立在 AmWeb 的提供抗菌药物处方功能，以及西米德兰兹郡实验室的初级医疗测试所报告的最近当地抗菌药物耐药性信息基础上。作为指导处方的资源，它旨在限制抗菌药物耐药菌的出现和传播。该计划基于网络，每季度公示发表，并向网站寄出带链接的电子邮件。

（6）英国公共卫生局现场流行病学服务抗菌素耐药性工作手册：①对照英国公共卫生局中心机构的标准化处理方式；②按季度出版；③关注英国五年 AMR 战略中的药物 / 错误识别；④适用于第二代检测系统。

（7）碳青霉烯生产肠杆菌（CPE）– 英国公共卫生局三级应急响应：许多英国国民保健服务信托已观察到零星感染趋势的增加、集群及 CPE 的暴发。1999 年开始，英国西北发生了一次 KPC 引起克雷伯杆菌和其他肠杆菌流行病问题。它的传播范围扩大的风险很高，除非信托采取早期果断行动。这些细菌在预防、治疗和控制方面均是一个重大的挑战。如采取不适当的措施来预防和控制传播，将对需要更复杂的治疗来控制感染情况的患者、医院的监控终止和患者滞留情况产生严重后果。作为问题不断升级的结果，英国公共卫生局为持续工作提供国家支持，以控制和逆转上升趋势，目的是将发病率降到最小并防止其进一步暴发。

英国公共卫生局为急诊信托发行了一个工具包，帮助他们及早发现、管理和控制 CPE。控制措施的一个关键方面是要特殊警惕在 CPE 级别高的国家或在集群、暴发了 CPE 的英国医院接受治疗的患者。警惕是为了进行重要的感染预防工作，控制挑战 NHS 的注意和引导工具包开发，在控制现有传染问题和防止进一步传播方面支持 NHS。

（七）挑战和未来的道路

1. 抗菌药物耐药性和消费数据整合系统　PHE 信息策略部门旨在合并监测系统以及为 PHE 和合作组织提供一系列标准的工具来获得并分析信息。第二代监测系统（SGSS）是一个网络监测数据库应用程序。它使用单一的数据存储库来替代 PHE 实验室的传染病通报机制（CoSurv）和抗菌药物报告系统（AmSurv）。该系统将会提供一个全方位的现代分析工具，使得专业卫生人员通过使用一个简单的 web 界面便可以安全地观测实验室数据并生成报表。

ESPAUR 的关键目标之一是为初级和二级医疗提供改进访问抗菌药物使用监测数据的方式。目前，PHE、初级医疗提供者和委员能够以独立的全科医生层次访问初级医疗处方数据；IMS Health 已经给予

PHE 可以以区域团队层次访问二级医疗数据权利。2014 年 3 月, PHE 和英国 NHS 向所有在英国的 NHS 的服务机构首席执行官写信申请,要求能够使用组织层次以上的 IMS Health 所持有的数据。截止 2014 年 9 月, 100% 的 NHS 急诊信托允许 PHE 使用它们保持在 IMS Health 和 Rx Info 的数据。

包含在 SGSS 的抗菌药物处方监测系统的发展将提供一个 web 门户用以访问实验室报告和抗菌消费数据,允许 NHS 组织用这些基准来测试它们的抗菌药物消费数据。用户的使用权限是严格受限于 NHS 和 PHE 的,除非用户与 PHE 有特殊的协议。它将包括图形报告工具,使抗菌药物消费能够直接比较并观察同一个组织或地理区域的抗菌药物耐药性,它是会议 ESPAUR 的一个关键目标。尽管最初只是总处方数据被纳入到 SGSS 数据模型,但是在该系统实现的时候,将包括患者立场的抗菌处方信息。

2. 来源于其他临床标本发现的抗菌药物耐药性病原体的报告　SGSS/AmSurv 捕获所有参与实验的抗菌药物敏感性试验结果。向 AmSurv 的报告是在自愿的基础上完成,提交电子数据的能力要求医院微生物学计算机系统具有 AmSurv 界面。截至 2014 年 9 月,英国 82% 的实验室已经开始报告。尚未报告的实验室可能需要投资实验室信息系统,从而允许该数据提交至 PHE。如果监测具有足够力度,在确定英国的耐药病原体的总负担时,将是一个很好的优先选择。

3. 扩大药物-错误(drug-bug)组合　包括抗菌药物耐药性的监测,目前有许多抗菌药物没有包括在抗菌药物耐药性监测的药物-错误组合的核心列表中。未来的发展可能会有这个核心列表的扩大,使其包含额外的抗菌药物,尤其是 β 内酰胺(β 内酰胺酶抑制剂)的组合,如哌拉西林-他唑巴坦组合。

4. 抗菌药物耐药性数据与其他数据集的联系　当前监测方法基于收集和整理定期生成的医院微生物实验室数据,但是因为一些临床和流行病学数据(尤其是住院和出院的当天数据)不可用,导致该监测方法受到限制。一种解决此限制的方法是将微生物实验室数据与医院流行统计(HES)数据集进行整合,它提供了在英国的 NHS 医院所有入院、门诊病人预约和 A&E 参与率等细节,以及一系列的临床资料。这些数据集的整合可以形成感染发病位置的规律,来确定患者罹患的是医院卫生相关感染或是社区感染,进而确定在哪里使用目标资源进行感染预防和控制。使用儿科数据的一个初步研究表明对儿童的医院获得性血液感染的发病率和致病病原体的抗菌药物敏感性的研究是成功的。

5. 社区抗菌药物消耗数据集的扩大　在社区处方里, PHE 和合作方将会追求更加细节性的抗菌药物消费数据报告,此报告需要具有最小量、年龄和性别的分层数据集,同时也包含独立行医的牙医、全科医生和非工作时间的处方报告。

6. 了解英国私人执业的处方　全国的处方数据中不包含私人执业处方数据。这是一个大而复杂的领域,包括全科医生、牙科执业和独立的医疗机构的处方行为。ESPAUR 将寻求能用于评估私人执业中抗菌药物处方的方法。

7. 医院抗菌药物消耗数据集确认　对以入院抗菌药物消耗量作为分母的数据分析表明, ATs 之间的抗菌药物消耗量的显著变异是由于不同的住院配药和门诊配药及病房配药的管理造成的。为了解医院处方的不同之处,有必要确认个体医院抗菌药物消耗,并制定一个适合于医院内专科、住院和门诊处方的标准化输出报告,用于允许医院内部进行调整的消耗率的病例组合。不到 20% 的机构中已应用患者水平电子处方数据,对于了解抗菌药物的使用对个人与生态造成的影响,这些信息技术的发展是必须的。

8. 抗菌处方质量措施的实验和报告　医疗卫生咨询委员会的耐药监测部门和医疗保健与感染部门,应用的是英国 NHS 和 PHE 制定的全科医生及医院抗菌药物处方成熟的质量措施。这些质量措施作为 SGSS 中的标准化图表数据被应用,并且可供医护人员及委员审查。

9. 耐药性和消耗量关联的生态分析　在 AT 中包含了抗菌药物耐药性和消耗量,并结合全科医生和医院级别关联的未来生态分析,这些参数间的关联分析将被合理利用。这也将更好的理解和发展影响抗菌药物处方和耐药性的健康不平等理念。

此外,如上述讨论,感染性的实验数据将会被整合到 HES 数据中,用于确认病人发病时的位置,并将对应的测算法则应用于确认感染是与医疗卫生相关还是社区相关,对于确认为哪个机构提供感染预防资源是必要的。

10. 行为干预和抗菌药物耐药性活动影响的测量　监控系统产生的数据将为卫生署及 PHE 的监督团队提供相应的证据,这些证据可以反应造成处方耐药性的生态变化,从而可以对未来行为进行干预。

11. 改进教育并培训有关抗菌药物耐药性的内容　ARHAI 和 PHE 已经为抗菌药物开药者提供必备的能力。该 ESPAUR 监督组已与英格兰健康教育短期工作组合作,该工作组旨在用评估和提供建议的方法来提供培训,并将这些能力嵌入到所有相关课程中。

12. 和兽医部门合作　ESPAUR 已经开始和 DEFRA 以及 DARC 进行合作来发展英国一种在人群和动物领域、围绕 AMR 和消耗数据的医疗报告。

13. 与欧洲合作的举措　ESPAUR 已经分别通过 ESAC-net 和 EARS-net 向 ECDC 提交了抗菌药物消耗数据和耐药性数据。此外,英国将会在全国范围内持续地与合作组织进行合作来响应欧洲抗菌药物宣传日(EAAD)。

(八)研究进展

根据英国外交与联邦事务部中英繁荣基金项目"中英公立医院抗菌药物临床应用与耐药监测评价体系研究"工作计划及安排,项目组于 2014 年 10 月 21 至 10 月 24 日赴英国开展了为期 4 天的访问和考察。本次考察的主要目的是了解英国抗菌药物用药及细菌耐药现状及针对细菌耐药采取的应对措施、取得的成效,为我国抗菌药物临床应用与耐药监测评价体系研究提供借鉴。项目组访问了英国卫生部,听取了关于国家卫生服务系统(NHS)、英国 2013—2018 年应对细菌耐药国家战略以及英国应对细菌耐药具体措施的介绍。项目组还参访了英国国家公共卫生中心(PHE)基因测序国家实验室、参访了伯明翰公共卫生中心、伯明翰大学医学院附属医院、伯明翰微生物与感染研究所,了解医院层面如何开展细菌耐药监测、促进抗菌药物临床合理应用的具体措施。

1. 2013—2018 年应对细菌耐药战略　由于日益增长的抗菌药物使用,耐药性普遍并不可避免,特别是多种药物抗菌药物耐药性在英国和全世界各地都成为问题。在抗菌药物耐药性增长的同时缺乏新药,是造成无法用药物控制的感染以及死亡的重要原因。革兰阴性菌大肠埃希菌目前在英国是最严峻的问题,革兰阴性菌的耐药水平导致一线抗菌药物不得不用于控制感染,导致革兰阴性菌耐药性虽然很低但是在持续增长。

面对上述问题,需要做的是:①合理使用抗菌药物;②使用完善的控制感染的手段;③注重人体,动物以及大环境对耐药性的影响;④研制新型抗菌药物使用更完善的诊断方法并使用更集中有效的治疗方法;⑤理解抗菌药物耐药性的危险性并联合国内和国际的力量来减少耐药性带来的危险。

需要达到的高度是:①建立完善的防治和控制感染的措施来预防感染的发生,这是在涉及人体和动物健康的各个领域的第一步;②感染需要迅速被诊断,然后迅速使用正确的治疗方法治疗;③病人和饲养动物的人都需要充分了解抗菌药物的使用原则且尊重并执行这些原则;④开展监管,迅速发现新的耐药性的趋势;⑤持续提供新型的抗菌药物供人类使用。

需要执行的 7 个关键问题:①更加完善感染预防和控制手段;②完善开处方的过程;③对医生要进行专业的教育和培训,对社会大众同样要进行教育;④提供新型的药物、诊断和治疗手段;⑤更好地使用耐药数据;⑥对耐药性的科研项目要更多支持;⑦国际合作。

英国与意大利共同制定应对细菌耐药五年战略,要点是信息共享、控制和预防感染。英国成立了跨部门高层协商委员会,这个委员会由卫生部、公共卫生中心、和环境部门合作,执行一些和抗菌药物耐药有关的项目。这些项目由卫生部主持,由以上部门的高层参与。跨部门高层协商委员会的成员包括公共卫生中心、英国医疗组织、NICE 和健康教育部门等。这个委员会保证项目执行的进度,规划项目执行的时间,还会制定详细的成果评估方案,并且会在每年 11 月发布年度报告。

在 2014 年委员会发表了关于英国 2013—2018 年应对细菌耐药战略的评估报告。这个报告对以下几个方面的成果进行了评估:耐药性的发展趋势;抗菌药物使用的趋势;抗菌药物监管的质量;公众对抗菌药物使用的态度和认识;公众和医务人员认知和行为的改变。在 2014 年报告的基础上,委员会制定对新问题的应对措施,这些措施的评估将会发表在第二年的报告上。

参与国际合作:在世界层面,由英国主要策划,在 2014 年 4 月开始使用的全球医疗卫生战略中对抗菌药物抗药性使用的战略,这是一个很大的进步。这项战略给 WHO 在 2015 年发布的全球抗菌药物耐药性行动计划提供了基础。英国医疗研究协会策划了抗菌药物研究筹资论坛。这个论坛给人体、动物以及环境的相关抗菌药物研究提供互相交流的机会。两项近期得到资助的研究项目都和抗菌药物研究有关。其中一项是帝国理工、伦敦大学和牛津大学共同合作的项目,该项目研究治疗中获得感染。

为了减少获得抗药性非常强的感染危险,已经提出诸如入院前检查等必要的措施。控制感染还需要和 NICE 等机构共同制定用药守则,正确运用医疗资源以达到最好的效果。NHS 现在正在考虑以入院感染作为 NHS 拨款的一个指标,并成立有关机制来将这一指标贯彻下去。对于动物感染,环境部也与农场协作制定一系列健康守则。

应对细菌耐药战略可以:更好地使用抗菌药物监管的数据;通过数据来确定新的抗菌药物耐药性的趋势;质量监管;迅速确定多种抗菌药物抗药性;促进公共以及商业数据共享。

2. 英国抗菌药物耐药监管体系　细菌耐药性是由于基因突变并不停扩展或者耐药基因携带的细菌不停扩展造成的,英国的医院和社区都会对耐药病原体进行记录,监测耐药基因。由于耐药性常见而普遍,因此要持续研发新的抗菌药物并尽量减少抗菌药物的使用。

从抗菌药物发展历程来看,1910 年抗菌药物问世,青霉素在 1920 年问世,并于 1940 年应用临床,之后新的抗菌药物相继问世,但是到 1970 年新的抗菌药物就越来越少。研究新药是一个非常艰难的过程,因此要谨慎使用抗菌药物以减少细菌耐药的可能性。通过减少预防性使用抗菌药物、减少抗菌药物使用时间、术后不使用抗菌药物、预防交叉感染等方法可以更少、更好地使用抗菌药物。英国重点监管的抗菌药物包括:碳青霉烯类、头孢菌素类、环丙沙星、头孢曲松钠、头孢他啶、庆大霉素和青霉素等抗菌药物的耐药性,同时对血管感染和呼吸道感染进行监管。

(1)英国抗菌药物监管系统介绍:英国使用 Cosurv 和 AmSurv/AmWeb 两个系统进行监管。其中 Cosurv 系统搜集实验室细菌耐药报告及感染信息,2010 年之前上报是自由选择的,自 2010 年以后,如果实验室发现特殊感染就必须上报该系统。AmSurv 可以全面自动地输入细菌耐药性数据,主要搜集细菌耐药性的数据。2009 年开始,85% 的实验室使用该系统,但是该系统属于地区性系统,全国系统并未链接,无法了解全国的情况。主要的困难在于:系统复杂、地区电脑系统差异较大、整合到一个电脑系统较为困难。

AmWeb 目前在西部使用,希望有更多的数据共享,网上软件数据库。医院可以把细菌耐药报告输送上去,将医院数据与地区的平均水平进行比较。目前,共有 120 个用户在使用 AmWeb,该软件支持信息共享,可以帮助药师了解如何合理使用抗菌药物。但是由于信息上报是采取自愿的形式,能否成功是一个很大的问题。

SGSS 第二代监管系统于 2014 年 11 月开始使用,与 Cosurv 和 AmSurv 共同合作,并逐步取代上述两个系统。该软件的好处是不同机构及人员信息能够共享。NHS 及相关人员会在网上看到抗菌药物使用及耐药的报告。

欧洲抗菌药物使用监测网络涵盖了 34 个国家,英国抗菌药物使用数据可以从 NHS 信息中心等三个机构获得。但是目前只有抗菌药物总量使用的数据,没有分性别、分年龄的数据。

IMS(一家商务公司)每年收集很多抗菌药物使用的二手数据,但是数据需要通过购买才能够获得。英国抗菌药物住院数据是公开的,但是并不充分。

开展抗菌药物使用的患者教育:因为病人使用高档次抗菌药物,导致耐药性增长。英国高档及广谱抗菌药物的耐药性也在提高,抗菌药物多样性在减少,总量也在减少。

迅速诊断病人,发展新的研究:ICCQIP 用于重症监护室监控范围内的抗菌药物耐药监测,现在侧重血管感染监测;通过基因测序的方式发现耐药性的走势;信息集中整合系统,公共卫生中心正在建设整合数据库。目前,80% 的抗菌药物处方发生在社区(护士、医生、牙医都可以开具处方)。

为了帮助公众认知,英国每年两次在网上发布一本抗菌药物小册子,,主要内容包含实验室的调查结果和抗菌药物的前沿知识,同时可以看到不同抗菌药物的使用方式和各地区不同抗菌药物的使用水平。

(2)英国抗菌药物监管人员介绍:英国有两类监管抗菌药物感染的医生:一类是细菌和微生物学家,一类是感染科的医生。他们需要与药师共同考虑的内容包括:输液抗菌药物可否改为口服抗菌药物;连续 5 天使用抗菌药物是否需要停止使用;每天都要记录抗菌药物的使用情况;只有针对特殊病人才使用广谱抗菌药物。

在英国 PHE 有一个专业国家级团队进行抗菌药物耐药调查与分类研究,该团队有 60 个雇员,主要进行病例细菌分类和抗菌药物耐药研究等。核心成员主要包含了感染控制预防、抗菌药物耐药机制、病理学、机会病原学等几方面的专家。该团队主要研究的病原体包含:革兰阴性菌、革兰阳性菌和细菌学研究,以确定细菌种类。该团队做抗菌耐药的实验样本很多来源于医院,通过与医院和医生合作来为病人提供更好的建议。该组织服务的对象包含:NHS(不收费)、私人医疗机构、国际组织。该组织收到的病例材料都是自愿的,国家并未要求强制执行,所以该实验室的研究结果并不能代表全国的整体趋势。

(3)英国抗菌药物耐药性的发展与认知:碳青霉素使用量和耐药性增长是未来 5~10 年内非常严峻的问题。对英国来讲,2005—2008 年,碳青霉素的耐药性主要是从国外带来的,2008 年以后国内逐渐产生碳青霉素的耐药性。这种耐药性不是一个基因引起的而是由多个基因引起的,不是由一个病原体引起的而是由多个病原体引起的。通过确定耐药细菌的传播途径,可以使细菌耐药研究工作更好地进行。

该团队的基因测序是非常领先的技术,通过与药厂合作,研究新的诊断方法。通过全基因测序可以确定耐药细菌的暴发、耐药细菌的传播途径并预测耐药细菌的变化。通过商业收费项目调查抗菌药物耐药程度及发生的原因。目前的共识是:①抗菌药物是治疗感染为数不多的方法;②抗菌药物不仅在人体会产生耐药性、在动物身上也会产生耐药性,抗菌药物耐药性是全球性问题;③抗菌药物在社区的使用更不容易控制。

目前,英国公众对抗菌药物普遍存在不正确的认知。调查显示,40% 的人员(学历较低人员、儿童或青少年)认为病毒感染也要使用抗菌药物。抗菌药物的认知和社会阶层有很大关系,一般受到良好教育、有比较好工作的人会了解更多有关抗菌药物的知识。很多人不知道细菌对抗菌药物存在耐药性、耐药细菌可以传染以及健康人也可能携带耐药病菌。近年来相关机构主要在全科医生的诊所里或铁路等公共交通工具上粘贴海报,以宣传正确使用抗菌药物的内容,这是一个很有效的传播方法。

调查显示,93% 向全科医生要求抗菌药物的人都会得到药物,因此需要在社区层面对全科医生进行更好的教育,告诉他们如何合理的使用抗菌药物,来促进抗菌药物的合理使用。

英国出版了一个针对儿童抗菌药物使用的小册子。这个小册子在家长层面使用,告诉家长什么时候不需要使用抗菌药物,通过宣传,儿童抗菌药物的使用率明显降低。

荷兰的一个研究结果显示,通过医生和患者沟通抗菌药物的适用范围、如何正确使用抗菌药物,抗菌药物的使用量减少了一半。

TARGET 工具开发是基于以下原因:①个人认为抗菌药物很有用;②周围人都在强调抗菌药物的有效性;③所在国家环境和社会文化认为抗菌药物是很好的药。以上种种原因导致抗菌药物的过度使用。通过对患者的再教育,可以改变他们抗菌药物的使用观念。

目前英国开发了一张抗菌药物单张宣教材料,并下发到社区。该宣教材料告诉公众为什么无法获得抗菌药物,什么情况下只需要通过充分休息或喝足够的水就可以缓解症状,出现什么情况需要及时去看家庭医生,并告诉公众抗菌药物只有在必需时才能使用。通过这种方式可以提高抗菌药物的合理使用。

（九）对中国抗菌药物耐药监测的启示

1. 整合现有的分散、分割的机构和职能(包括监测网络),建立类似于英国的政府财政支持的跨部门高层协商委员会和团队,促进信息共享,控制和预防感染。

2. 政府部门与权威专业机构合作,向公众和医务人员提供无偏倚的抗菌药物知识,制定合理使用、感染控制与耐药遏制国家策略,定期发布抗菌药物使用与耐药控制目标,并向公众公示目标落实进展。

3. 严格控制药品的市场准入,继续严格控制抗菌药物分级管理制度。

4. 祛除卫生体制内部存在的负面机制,通过正面激励促进医生使用最具有成本效益的抗菌药物。

5. 促进抗菌药物临床使用与耐药的有关研究,通过年度报告等形式将日常监测数据公之于众并服务于研究,以期更好地为决策者制定政策提供依据。

6. 加强针对公众的抗菌药物科普知识宣传、针对医学生的合理用药培训以及针对医务人员的合理用药继续教育。

7. 加强促进合理用药的国际交流。

三、中国抗菌药物临床应用耐药监测的主要问题

《抗菌药物临床应用指导原则》与《抗菌药物临床应用管理办法》等文件的相继出台及《全国抗菌药物临床应用专项整治活动》的开展,将抗菌药物合理使用推到了一个新的高度,标志着我国抗菌药物合理使用的管理迈入法制化、制度化的轨道,为逐步建立抗菌药物临床合理使用的长效机制奠定了基础,使得我国抗菌药物的使用在一定程度上得到了控制。全国抗菌药物临床应用监测网及细菌耐药监测网的运行,为我国政府及时了解抗菌药物临床应用及耐药情况成为了可能,同时为下一步政策的制定和明确工作重点提供了数据支撑。但是,研究发现,当前我国抗菌药物临床应用与耐药监测仍然存在一系列问题,具体表现如下:

（一）专业人员不足

专业人员抗菌药物知识不足。随着现代医学发展,专业分工越来越细,临床医生主要关注自己领域的发展问题,对抗菌药物的知识更新不及时,导致抗菌药物误用或者滥用。

抗菌药物广泛应用在临床各科,医疗机构应该具备相应的专业人员加以指导,根据国际惯例应该由感染科医师、临床微生物专业人员以及临床药师负责指导临床抗菌药物应用,但我国医疗机构中这三个专业人员相对较少,感染病科医师主要从事法定传染病诊疗,临床微生物人员主要限于临床检验,而临床药师制度也刚刚建立,导致临床抗菌药物应用缺乏技术指导与监督。

（二）临床应用、细菌耐药、感染监测体系有待加强

合理用药是遵循"发现问题－探究原因－解决问题－追踪随访"这样一个不断改进的过程,其中发现问题则必须开展日常监督检查以及目的性的问题研究。建立日常性监督检查机制,必须有相应信息

采集、分析系统给予保证,如医院药品使用监测系统、药物不良反应报告系统、细菌耐药和医院感染监测系统等,这些监测工作需要在不同层面开展,如国家、地区、医院都应该建立各自的监测体系。自2004年来,原卫生部先后建立了医院抗菌药物应用监测网、细菌耐药监测网、医院感染合理用药监测网,但这些网络所包括的样本医院与我国庞大的医疗系统不成比例,数据采集准确性、主动性与监测实时性需要进一步提高,监测网络基础条件需要加强。

(三)抗菌药物临床应用指南有待严格落实

长期以来,我国的抗菌药物临床应用大多凭年资高的医生经验和个人偏好用药。虽然,近年来个别专业学会、专家小组着手制定了一些临床标准治疗指南,2003年还出台了抗菌药物临床应用指南,但权威性、代表性和实用性还有待于进一步提高,指南在基层医疗机构,特别是农村和偏远地区的推广效果欠佳。

(四)缺少全国统一的信息系统

虽然我国大部分二、三级医院都有抗菌药物临床应用、细菌耐药和医院感染监测系统,但抗菌药物用药的合理性评价设计各异、各项指标的统计查询及数据分析无统一的标准,各医院只是根据自己的需求设计相应的合理用药软件。各医院的合理用药软件信息采集过于单一,主要围绕药品部分信息进行采集,且绝大多数医院的监测还停留在回顾性调查和分析层面,缺乏有效手段帮助其实现对临床的局部环节进行实时监控,及时发现问题和有针对性解决问题,以及甄别和化解潜在的风险,提高自我管理和行政监管效率。

(五)抗菌药物信息的获得存在困难

公正的抗菌药物信息,按照WHO合理用药建议,政府向专业人员与公众提供全面公正的药品信息是合理用药的重要条件。我国临床使用抗菌药物种类繁多,在日常医疗活动中,临床医师不可能掌握如此众多的药品信息,有关抗菌药物信息难以获得,即便存在某些官方药品信息网站,但大多处于关闭状态,并不对公众开放,如国家食品药品监督管理局各种药品信息网、药品评价中心药物不良反应监测网等,在实际工作中,医务人员药品信息大多来自于药品企业、专业媒体广告宣传、学术会议等,这些药品信息在透明、公正、全面等方面均存在问题。

四、对抗菌药物耐药监测的建议

抗菌药物监测工作既包含医院对自身用药情况的调查、监测、评价和管理,也包含政府应用一种管理手段监测药物在各个基层医院的实际使用情况。项目在借鉴英国先进经验的同时,结合了中国的实际情况,对国内外状况进行了系统的梳理,为我国抗菌药物的合理应用提出了如下政策建议。

(一)明确相关科室职责,注重科室之间配合

抗菌药物监管(查房)包括感染控制科主任和主管药师的工作说明,向每一个处方开具者和外科医生进行反馈,设立全职监控抗菌药物使用情况的临床药师岗位,与临床医师和外科医生进行互动。

1. 药学部的职责　药学部门负责医院药事管理制度的制定及实施,落实抗菌药物临床应用监测与预警制度,每月公示使用金额排位靠前的抗菌药物品种;对使用量异常增长、使用量排名居前列且出现严重不合理用药现象的品种进行停药处理。对在合理用药工作中表现优秀的科室及个人给予表彰和鼓励,发挥临床药师在抗菌药物合理使用的作用,指导临床合理用药,参与疑难病例讨论,进行临床药师会诊。

加强抗菌药物购用管理:抗菌药物由药学部门统一采购;控制医院抗菌药物的品种数;合理使用抗菌药物。抗菌药物遴选过程:药事管理委员会制定遴选办法－征求科室意见－抗菌药物临床应用专家组讨论－药事管理与药物治疗学委员会审核－监察室全程参加。抗菌药物遴选原则:符合卫生行政部门文件有关品种数要求;依据安全、有效、经济的原则;依据临床治疗指南;兼顾各专业情况,满足临床需要;

优先选用《国家处方集》《国家基本药物目录》《国家基本医疗保险、工伤保险和生育保险、工伤保险和生育保险药品目录》收录的抗菌药物品种。

加强临床药师队伍建设，对抗菌药物临床应用实施专业化、规范化管理。组织医师药师进行学习及考核，考核合格者授予抗菌药物处方权和调剂权，深入各专科培训，达到点面结合。

2. 检验科职责　日常职责主要包括耐药菌控制、治疗性使用抗菌药物送检率的考核。耐药菌控制考核包括接触隔离医嘱、接触隔离执行情况；治疗性使用抗菌药物送检率考核分为特殊使用类与普通治疗用药送检。考核每月进行，参与病历处方点评，并与医务处医疗质量汇总向临床发布。医院每个月出版一期医院感染杂志，汇总医院细菌耐药监测信息，定期召开抗菌药物合理使用与耐药菌分析会。

要求抗菌药物应用以病原学监测为基础。《抗菌药物临床应用指导原则》要求三级医院建立微生物实验室，不具备条件的二级医院依托邻近实验室开展临床微生物监测，根据监测结果选择敏感抗菌药物。

3. 医院感染管理办公室职责　在减少抗菌药物使用后，环境因素变得尤为重要，包括手卫生和手术间卫生等，在无菌手术过程中如果存在问题，需要在环境中采样，寻找问题，找出原因，同时要评估患者的感染几率。

建立多重耐药菌医院感染预警系统，一旦发现有同种多重耐药菌医院感染病例聚集发生，医院感染管理办公室立即启动专家会诊讨论，报告分管院领导，确定有无暴发迹象，并对科室防控效果进行分析评价。建立多重耐药菌医院感染监测与预警制度，规范流程，形成长效机制。

将院感控制纳入季度医疗服务质量评价，医院感染管理办公室每季度进行质量分析控制：医院感染的报告、病程分析、隔离医嘱、隔离护嘱、床头标识、护士知晓等情况纳入质量控制。

撰写感染控制战略并确认抗菌药物使用质量，为所有有处方权的医生提供电子版和口袋版指南。

4. 加强部门之间配合　药学部与院感科联合监测Ⅰ类切口手术感染率，并对抗菌药物耐药菌进行监测管理，对多重耐药菌进行管理监控；与检验科一起进行全院细菌耐药性监测分析，将抗菌药物耐药率制成小手册，发往各临床科室。根据《处方点评办法》每月对门诊处方、抗菌药物处方、急诊处方、病历医嘱进行点评；将抗菌药物培训作为新入职人员培训的必备内容。

建立合理用药干预小组，根据处方（医嘱）点评结果，对不合理用药严重的科室开展干预。重点针对围术期抗菌药物的合理使用和门诊抗菌药物使用开展抗菌药物专项干预活动。

（二）加强抗菌药物分级管理和监督

规定抗菌药物实行分级管理。《抗菌药物临床应用指导原则》要求根据抗菌药物的疗效、安全性和适应证将抗菌药物分为非限制类、限制类和排除类三类。非限制类抗菌药物是指经长期临床应用证实安全、有效，价格相对较低的抗菌药物；限制类抗菌药物是需要根据患者状况、人群、适应证或药品处方量等进行限制使用的抗菌药物；排除类抗菌药物是指新上市的抗菌药物，其疗效或安全性任何一方面的临床资料尚较少，或并不优于现用药物者。对上述三类抗菌药物进行不同处方管理。

医院明确抗菌药物使用权限：高级技术职称医师或科主任可以使用特殊级抗菌药物；主治医师以上职称医师可以使用限制级抗菌药物；执业注册医师均可使用非限制级抗菌药物。越级使用长期医嘱无法提交；特殊使用级抗菌药物病程记录双签名或会诊；因抢救生命垂危的患者等紧急情况，医师可在临时医嘱中越级使用抗菌药物，且在病程记录中记录用药指征；1日后继续使用，需有双签名及会诊；所有越级使用抗菌药物将自动在药学部（医务处）备案。门诊不得使用特殊使用级抗菌药物。

根据医院《抗菌药物分级使用分级管理办法》，建立计算机控制的抗菌药物分级使用制度，系统对抗菌药物使用种类、时限、权限实施全面、实时、有效的监控。充分利用信息系统，开展抗菌药物分级使用质控、超期使用质控、联合使用质控。通过数据挖掘系统对医院抗菌药物应用等指标进行详细的统计、分析,为实现医疗质量管理的精细化、科学化提供重要依据。

按科室、医生、药物品种进行抗菌药物使用量、金额、用药频度(DDDs)排序,药品费用占总费用比例、抗菌药物费用占总费用比例、住院患者抗菌药物使用率和使用强度、Ⅰ类切口手术和介入治疗抗菌药物预防使用率及使用时间、时长,门诊抗菌药物处方比例等情况。

药品使用过程质控:从开立医嘱、配药、摆药到发药、服药(服药到口)等都要经过微机医嘱审核、配液中心及摆药机用法用量审核、药师人工审核、发药审核以及护士掌上电脑用药审核等多道核查关口,利用信息化优化了送药流程,缩短了配药时间,避免并减少了人工医嘱、处方等文书不规范或难辨认导致的人为错误,保证了患者的用药安全。临床药师日常参与抗菌药物合理应用工作,临床药师会接受患者关于药物使用的咨询。

通过加强购用环节管理、严格使用环节监管、强化Ⅰ类切口预防性使用抗菌药物管理、做好细菌耐药性监测等方式不断完善医院抗菌药物合理使用与监管水平,每月组织专家对抗菌药物临床使用适宜性进行专项点评。不合理率超过标准的药品给予停用、暂停使用处理。将不合理的病历及专家评价意见反馈至当事医师和所在科室,由科室对专家认为存在的问题进行书面意见反馈并提出科室对该类问题的整改意见;将检查结果在行政例会上公布,并对用药不合理的科室、治疗组和当事医师进行通报批评,合理率高的科室及医师给予表扬奖励。对抗菌药物使用情况,每个月都有考核,考核后进行公示。

(三)强化监测信息系统建设

1. 识别不同的实验室和处方信息系统运营目标范围　合理用药监控系统,监控抗菌药物使用:处方权与医师职称自动关联;电子病历中特殊级抗菌药物使用流程的控制;门诊医生特殊级抗菌药物使用流程的控制。建立越权使用抗菌药物的报告系统,越级医嘱自动在管理部门备案。合理用药咨询系统,审核医嘱及处方合理性。

利用感染监控软件进行医院感染实时监控与筛查(预警)、医院感染上报、部分数据统计;查看设定时间段不同科室和全院的病原菌(包括多重耐药菌)的数量。

信息化的院感质量控制,医院运用信息化手段进行医院感染的实时监控,通过采集医院 HIS、LIS、电子病历等数据,建立感染数据仓库。以住院病人疑似发现、目标性监测、现患率调查、职业伤害、环境监测等,建立主动监测、医生上报和院感科监管相结合,有目标、有责任人的协同管控工作模式;以院感预警、干预等方式实现院感防治措施的执行;以感控数据的统计、分析与挖掘,支撑院感工作 PDCA 循环改进,进而实现院感监控工作的全面信息化。

手术部位感染监测:从医院信息系统(手术麻醉系统)中导入手术信息。从手术操作、科室、医生等多个角度监测手术病人医院感染率、术后感染率等情况。能够根据手术情况计算感染危险等级,再计算出切口感染调整后感染率等,统计出监测报告单各类报表。

病原体监测:每天晚上自动读取 LIS 数据,并对数据进行整理、分析,计算出耐药菌种类。

2. 建立标准化编码系统　根据本地的实际状况在系统中增加或删除抗菌药物的种类。为诊断、抗菌药物和抗菌药物敏感性试验和结果开发标准化的编码系统,重新格式化并将本地代码翻译成标准化的编码系统。

3. 及时发布区域数据库的每周和月度结果　开发一个基于网络的应用程序区域数据库的监控报表,一段时间内进行数据采集,每日 HIS 系统传到合理用药系统,将原始数据下载后进行分析。手术室预防给药的医嘱只能到手术药房,明确规定了手术室预防用药的种类,对于术前给药手术麻醉系统直接记录并和 HIS 系统相连接。定期公布抗菌药物消费情况的监督结果并与所有处方开具者和外科医生分享。

4. 设置数据库使用权限　限制对某些关键抗菌药物的使用,医院个别人员和开处方者可以访问自己的数据并应用局部数据库提供的软件进行数据分析,软件平台根据抗菌药物管理要求,从医生、科室和医院各层面产生门诊、住院、全院汇总抗菌药物使用情况数据,并对异常情况提出警示。不同抗菌药物级别(权限)医师开出相应级别药品,适时进行 HIS 测试。利用信息系统实现抗菌药物分级管理,对抗菌药物实行三级分类,利用信息系统实现了抗菌药物用药级别控制。限制门诊开具特殊使用抗菌药物处方,限制简易门诊开具抗菌药物处方(静脉与口服)。

5. 整合医疗信息系统

(1)单个医院方面

1)开发一个基于网络能实时监控医院抗菌药物处方,院内感染和抗菌药物耐药性的系统。

2)能在这个网络系统上创建一个平台,共享整个临床医生和实施管理工作方案的相关组织的数据库,指导临床决策和改进干预措施。

3)中南大学湘雅医院感染控制区域已经开发了这样的监测抗菌药物感染及其耐药性的在线实时 M&E 系统,可以进一步扩展到基于网络的实时 M&E 系统的抗菌药物处方监管,并为其他医院提供典范。

(2)区域管理方面

1)世界卫生组织推荐的 WHONET 软件已被引入到中国,作为一种收集抗菌药物耐药性数据的工具,被广泛应用于大多数医院,并用 WHONET 软件进行简单的分析,这与当前使用的多种健康信息系统有很好的整合作用。因此,WHONET 软件可以作为一个中间软件为区域数据库提取不同医院的微生物实验室信息系统抗菌药物耐药性的数据。

2)除 WHONET 软件外,应开发相似的中间软件来收集抗菌处方数据和感染数据。

3)应确定和协调不同的微生物实验室、处方和目标区域内医院已有的感染信息系统,同时为病人的诊断、抗菌药物和抗菌药物的药敏结果,制定和实施标准化的编码系统。

4)通过安全的计算机系统将每周或每月的数据转到一个区域数据库中。这些数据应包括:感染病例、隔离的微生物、抗菌药物的药敏结果、患者的标识符、出生日期、性别、邮政编码、标本类型、标本日期和提交样品送到实验室的医学专业医生、处方的详细信息。

(四)建立感染控制和预防细菌耐药的临床和管理程序

1. 管理者的详细流程

(1)一个专注于资源和能力安排的事前计划;对员工进行培训并随时更新;病史和流行病学的阻力;疑似患者的早期管理或防止确诊病例病菌的传播;精确的诊断和对实验室服务的安排;监管和治疗感染,有效的沟通。

(2)为管理者、实验室人员、感控人员、影响人员、处方开具者、外科医生、药师、护士等人员制定的预防和降低感染扩散的行为清单。

(3)对暴发感染的事先准备。

2. 一线临床医生的详细流程

(1)感染预防和控制的病人准入流程图(日常临床显示和筛选的临床微生物样本)。

(2)及时发现可能感染或进行感染风险评估,并将其作为识别疑似病例的日常准入程序中的一部分。

(3)早期隔离疑似病例或者是实验室已经确诊的病例。

(4)早期发现—筛选疑似病例及其接触者。

(5)运用抗菌药物进行有效救治。

(6)进行预防和控制感染的教育和培训。

(7)一丝不苟的日常清洁。

(8)出院或转院患者的有效沟通。

（五）建立中国医院遏制细菌耐药监测与评价工具包（见表6-10）

表6-10　中国医院遏制细菌耐药监测与评价工具包

综合管理	措施执行情况	
是否存在一个清晰的领导（董事会或主管层面的人）来保证为了改进抗菌药物使用、遏制抗菌药物耐药和感染控制的必要资源？		
A. 必要的人力投入	❏是	❏否
B. 资金支持	❏是	❏否
C. 信息技术资源	❏是	❏否
是否存在保障权责制的机制？		
A. 任命一个负责的高级领导（医师或药师背景）	❏是	❏否
B. 临床科室负责人的岗位责任是否包含了改进抗菌药物使用、遏制细菌耐药和感染控制的内容	❏是	❏否
C. 感染控制中心负责人和药学部负责人的岗位责任应包括对抗菌药物的监管。另外，抗菌药物使用、细菌耐药和感染控制表现应作为个人、部门和医院整体评价的重要内容	❏是	❏否
是否存在清晰的组织结构和责任分工？		
A. 感染控制委员会（ICC）	❏是	❏否
B. 药物及治疗学委员会（DTC）	❏是	❏否
C. 是否建立了专门致力于改进抗菌药物临床应用的全职临床药师职位	❏是	❏否
D. 他们是否定期开会？是否有会议纪要、行动清单、行动过程和结果的记录存档	❏是	❏否
E. 他们是否直接向上级或高级医院管理者报告	❏是	❏否
如何执行抗菌药物使用改进和耐药及感染控制策略？		
A. 抗菌药物临床使用、预防性使用、感染控制指南和处方集是否已经当地化并定期更新？是否听取了微生物学家的意见	❏是	❏否
B. 是否建立了本地化处方集抗菌药物增减或限制某些关键抗菌药物的获得权以及报告未授权使用的抗菌药物的机制	❏是	❏否
C. 是否为一线临床工作者制定了感染控制和科学使用抗菌药物的具体工作步骤并落实为文字（为所有的开处方者、外科大夫、药师制定的电子版或随身携带小册子；为管理者、实验室、感染控制中心、感染筛查、处方者、外科大夫、药师、护士等制定为预防感染或将感染传播限制到最小的行动清单）	❏是	❏否
D. 是否组织关于最佳处方行为、遏制耐药和感染控制的培训和教育项目以及与临床医生和外科大夫有互动式的交流	❏是	❏否
E. 上述培训是否定期提供关于国家和本地层面抗菌药物处方、细菌耐药和防控感染的最新信息	❏是	❏否
是否存在整合了的医院信息系统？		
A. 是否有标准化的关于诊断、抗菌药物以及抗菌药物敏感性测试项目和测试结果的编码系统	❏是	❏否
B. 是否有正在使用的电子化的医院信息系统	❏是	❏否
C. IT技术是否服用于抗菌药物使用、耐药管理以及感染控制的临床数据管理和决策？是否通过整合实验室和处方管理等分系统形成一个基于网络的监测数据库	❏是	❏否

过程监控	措施执行情况	
A. 处方是否符合处方管理办法的规定（适应证、剂量、给药时间和抗菌药物治疗时长）	❑是	❑否
B. 选择不同的抗菌药物是否基于微生物检验和细菌耐药的结果进行调整	❑是	❑否
C. 是否应用准确的感染诊断标准	❑是	❑否
D. 是否执行抗菌药物分级管理？管理系统是否整合到电子处方管理系统中	❑是	❑否
E. 是否将本地化的临床路径作为评价抗菌药物使用是否合理的依据	❑是	❑否
F. 是否有对抗菌药物处方行为、感染和多重耐药性细菌感染的预警监测系统	❑是	❑否
G. PDCA/MTP 方式是否应用于改进抗菌药物使用、遏制耐药及感染控制	❑是	❑否
H. 感染预防和控制措施是否整合到针对需抗菌药物治疗和预防的本地化临床路径中	❑是	❑否

监测使用率（全院、分科室和分处方者）	使用率 %
A. 住院病人进行抗菌药物治疗前标本培养和送检率（%）	
B. 含抗菌药物的急诊处方比例（%）	
C. 含注射用抗菌药物的急诊处方比例（%）	
D. 含抗菌药物的门诊处方比例（%）	
E. 含注射用抗菌药物的门诊处方比例（%）	
F. 含抗菌药物的住院病例比例（%）	
G. 含注射用抗菌药物的住院病例比例（%）	
H. 清洗手术和介入治疗预防性使用抗菌药物的比例（%）	
I. 预防目的的抗菌药物术前给药比例（除剖宫产外）	
J. 预防性使用抗菌药物给药持续时间	
K. 住院病人每类及全身使用（J01）抗菌药物的消耗量	
L. 门诊病人每类及全身使用（J01）抗菌药物的消耗量	
M. 全院病人每类及全身使用（J01）抗菌药物的消耗量	
N. 抗菌药物使用量（剂型和规格）和花费清单	
O. 手卫生符合率（%）	
P. 接受抗菌药物治疗的住院病人病原学送检率（%）	
Q. 合格的消毒医疗设备（%）	
R. 合格的环境卫生（%）	
S. 在医院获得多重耐药菌感染的住院病人 24 小时内被隔离的比例（%）	

健康结果监测（全院和分科室）	健康结果
A. 对关键抗菌药物耐药的关键细菌病原体的耐药率（至少包括耐甲氧西林金黄色葡萄球菌 MRSA、耐三代头孢产超广谱 β– 内酰胺酶 ESBL 的大肠埃希菌和肺炎克雷伯杆菌、耐万古霉素肠球菌 VRE、耐青霉素肺炎链球菌 PRSP、耐碳青霉烯类肠杆菌 CRE、多耐药鲍曼不动杆菌 MDR–AB、多耐药铜绿假单胞菌 MDR–PA）	
B. 不同部位的感染率［至少包括全院和中央导管相关血流感染 CLABSI、导管相关尿路感染 CAUTI、呼吸机相关肺炎（下呼吸道感染）（VAP）、手术部位感染（皮肤和软组织）（SSI）］（清洗手术，清洁 – 污染手术和污染手术）、新生儿感染	
C. 耐药菌感染病人的平均住院日	
D. 进入重症监护室的感染病人比例、重症监护室平均住院日	
E. 细菌感染死亡率、多耐药细菌感染死亡率、院感死亡率和多耐药细菌感染的院感死亡率	
F. 30 天死亡率	

续表

经济结果监测（全院和分科室）	经济结果
A. 通过促进抗菌药物合理使用节约的药品成本	
B. 日均住院费用	
C. 由于医院感染导致的额外医药费用（床位、诊断和治疗、药物治疗和护理等）	
D. 由相关特定耐药菌引起的感染而产生的额外医药费用	

　备注：

　1. AB 指代抗菌药物

　2. PDCA/MTP 指代计划 – 实施 – 检查 – 行动 / 监测 – 培训 – 计划

　3. Infection 指代医院获得性感染

第七章

医院抗菌药物合理应用
典型案例研究

一、中国部分公立医院抗菌药物合理应用经验

基于文献内容分析,项目组梳理了部分国内公立医院抗菌药物合理应用经验。

北京协和医院在1982年成立了药事管理委员会,1984年发布了北京协和医院抗菌药物应用指南,1999年开展了药敏试验和细菌耐药常规监测,2003年成立了医院感染办公室,2004年成立了抗菌药物管理委员会,2005年实施了抗菌药物分级管理,公布了第一版抗菌药物分级管理目录,2007年、2011年和2013年进行了目录更新。在2005年,北京协和医院对包括抗菌药物在内的4类药物(抗菌药物、西药、中成药和血液/生化药品)的使用实施了重点监测。于2006年加入了原卫生部全国抗菌药物临床应用监测网。2007年公布了北京协和医院抗菌药物临床应用细则,并且同年开展了处方分析,从抗菌药物处方百分比和金额百分比监测抗菌药物使用。专项整治活动由北京协和医院医务处下设的院感办抗菌药物专项管理办公室负责。通过专项整治活动,与2010年相比,北京协和医院2011—2013年抗菌药物专项整治活动期间全院的门诊量和收治患者人天数分别增加20.80%和21.40%,但全院抗菌药物采购金额、住院患者抗菌药物使用量、住院患者抗菌药物使用强度、住院患者抗菌药物使用率和门诊患者抗菌药物处方比例分别下降2.60%(262.23万元)、16.40%(46985.91DDDs)、31.10%(17.88DDD/100人)、17.30%(64.10% vs 46.80%)和25.20%(2.10%);整治前后全院抗菌药物使用种类发生变化,2011—2013年一代头孢、二代头孢、三代头孢、硝基咪唑类、氨基糖苷类和糖肽类等6类抗菌药物采购量呈下降趋势,分别下降36.00%、20.20%、10.70%、8.10%、7.00%和2.00%;抗菌药物采购量增加幅度较大的包括酰胺醇类(198.00%)、浅表抗真菌类(103.70%)、磺胺类(60.80%)、四环素类(39.00%)、林可霉素类(38.40%)、碳青霉烯类(37.50%)和四代头孢(33.80%)。

南京大学医学院附属鼓楼医院于2011年6月底正式开展抗菌药物专项整治活动,成立了抗菌药物专项整治管理工作小组,制定了专项整治工作方案,包括:院长与科室主任签订了抗菌药物临床合理应用责任状,明确科室抗菌药物控制指标;医院组织感染、药学等专业技术人员对抗菌药物处方及医嘱实施专项点评;对医师和药师进行培训;认真落实奖惩制度和通报制度。充分发挥药师作用,对Ⅰ类切口手术和介入诊断治疗病例围术期预防用药进行实时监控和干预,及时发现并纠正不合理用药。通过专项整治方案实施后,2013年南京大学医学院附属鼓楼医院门诊患者抗菌药物处方比例、急诊患者抗菌药物处方比例、住院患者抗菌药物使用率、住院患者抗菌药物使用强度、Ⅰ类切口手术抗菌药物预防使用率分别由2011年的16.65%、56.51%、65.54%、66.89DDD、80.56%降至14.02%、42.60%、46.87%、42.61DDD、50.64%。住院患者大部分抗菌药物使用频度及使用强度均有所下降。

南京医科大学附属常州市第二人民医院的信息科、药学部、医务处、感染管理科等部门联合开发了"抗菌药物合理使用监控及行政干预系统",通过与医院信息系统(hospital information system,HIS)和实验室信息系统(laboratory information system,LIS)的无缝链接,对抗菌药物临床应用进行监控并干预。该系统不仅能够做到在临床医生开具医嘱时即对其进行干预,特别是对手术预防用药等政策性合理用药,能够进行较好的干预和管理,而且还能对其进行数据统计分析以供管理部门的监督考核,在本院抗菌药物合理用药管理中发挥了举足轻重的作用。

原北京军区总医院为促进抗菌药物合理使用的具体做法是:①建立抗菌药物一品双规和分级使用管理制度。此管理制度的建立导致北京军区总医院的抗菌药物由原来的85种减为50种。其中,非限制使用的18种,如青霉素、阿莫西林等;限制使用的22种,如美洛西林、头孢哌酮等;特殊使用的10种,如亚胺培南西司他汀、美罗培南等。另外,医师开具抗菌药物处方中越级使用率由原来的17%降为6%。②建立特殊抗菌药物专家会诊制度。此制度使得医院特殊抗菌药物使用总量针剂由原来的每月707支减为204支,口服由原来的101粒减为33粒。③建立医嘱点评制度。点评制度使重复用药医嘱由每月20%减为5%,配伍禁忌医嘱由每月17%减至2%左右,一类不规范切口手术由每月23%减为5%。④对医护人员进行系统培训。通过培训,医护人员抗菌药物知识水平由培训前有30%成绩在60分以下变为培训后仅2%在60分以下。

哈尔滨医科大学附属第二医院采取的规范化应用措施是:①专项整治活动方案。按照卫医政发〔2011〕11号文件《医疗机构药事管理规定》的文件精神,成立"药事管理与药物治疗学委员会";按照《抗菌药物临床应用管理办法》要求,在医院药事管理与药物治疗学委员会下设立了"抗菌药物管理工作组",院长作为抗菌药物临床应用管理的第一责任人,并由医务科主抓抗菌药物管理工作;与各临床科主任签订了抗菌药物合理应用责任状,制定了《抗菌药物临床应用专项整治活动方案》。②抗菌药物的购用管理。严格按照原卫生部的要求,三级医院抗菌药物的品种不超过50种。自2006年至今院内使用的抗菌药物不超过50种,医院还将进一步对现有的抗菌药物品种、剂型、规格、使用量进行全面调查,清退存在安全隐患、疗效不确定、部分耐药严重和性价比低的抗菌药物品种,并将抗菌药物采购目录(包括采购抗菌药物的品种、剂型和规格)向省卫生厅备案。③业务培训。结合医院实际情况,分批次对全院所有执业医师和调剂岗位的药师进行抗菌药物专业知识培训和专项整治活动方案培训,并进行试卷考核,成绩合格者经医院药事管理与药物治疗学委员会及抗菌药物管理工作组审核,授予医师相应级别的抗菌药物处方权及药师调剂权。医院医生工作站嵌有"合理用药审核系统",帮助临床医生规范用药、合理用药,提高临床医生合理用药水平。④抗菌药物分级管理制度。根据《抗菌药物临床应用指导原则》和原卫生部〔2009〕38号文件制订医院抗菌药物分级管理制度及抗菌药物分级使用表,明确各级医师使用抗菌药物的处方权限。建立执业医师职称级别档案,由人事科提供各临床科室执业医师名单及技术职称进行备案。调剂药师在审核抗菌药物处方时,严格查证医师的处方权限。⑤实行处方及病案点评。临床药师定期对抗菌药物临床应用情况进行专项点评,每月对抗菌药物临床用药的合理性进行评价,并与病案室、计算机室相互配合,利用信息化手段,加强临床用药的监管力度。针对临床存在的不合理用药突出问题,通过合理用药反馈单,及时与临床医生沟通并及时解决。医院建立了细菌耐药预警机制,对主要目标细菌耐药率超过75%的抗菌药物,暂停该类抗菌药物的临床应用,根据追踪细菌耐药监测结果,再决定是否恢复其临床应用。利用信息化手段加强抗菌药物临床应用监测,对抗菌药物使用趋势进行分析,出现使用量异常增长、使用量排名半年以上居于前列且频繁超适应证超剂量使用以及频繁发生药物严重不良反应等情况,及时采取有效干预措施。⑥督导检查。对全院抗菌药物临床应用情况实施指导和督查,在抗菌药物分级使用执行情况的专项检查中,将临床不合理用药病历在院务会上通报。通过行政干预,使全院医务人员对此项整治工作高度重视,强化抗菌药物合理使用的意识。医院准备将行政干预的做法转化为软件系统行使行政干预作用,提高抗菌药物规范化应用的管理。效果:哈尔滨医科大学附属第二医院 2010—2012 年度门诊患者抗菌药物处方比例、住院患者抗菌药物使用率、使用强度逐年下降。2010—2012 年度住院患者Ⅰ类切口手术抗菌药物使用率和Ⅰ类切口预防使用抗菌药物疗程逐年下降,住院患者外科手术预防使用抗菌药物时间在术前 0.5~2.0 小时给药率持续提高。

原第三军医大学附属西南医院自 2014 年以来,在使用自主开发的"合理用药监测软件"监控抗菌药物使用的基础上,对临床医师实施驾照式管理,即对所有住院医师实施一年为 1 周期的计分卡扣分累加,按年计扣,年底存档后计分清零,每年总分共 12 分;扣分分为 4 个等级管理及其处罚:一级扣分为 0~5 分,予以个人警告;二级扣分为 6~8 分,予以科室通报;三级扣分为 9~10 分,予以医院通报;四级扣分为 11~12 分,予以停岗学习。每名医师计分卡扣分情况与其处方权、任期考评、职称晋升、年终奖励及科室质量控制分数相挂钩,以此促进临床医师抗菌药物的合理使用。医院抗菌药物药占比由驾照式管理前的 9.92% 下降到驾照式管理后的 9.07%。急诊抗菌药物使用率由驾照式管理前的 49.52% 降低至驾照式管理后的 39.94%,住院部的抗菌药物使用率整体呈下降趋势,由驾照式管理前的 52.76% 降至驾照式管理后的 47.22%,住院患者的抗菌药物使用强度由驾照式管理前最高强度的 54.89%,下降到驾照式管理后的 39.45%,围术期抗菌药物合理使用率由驾照式管理前的 5.57% 下降到驾照式管理后的 1.15%,抗菌药物越级使用情况由驾照式管理前的 3015 人次下降到驾照式管理后的 10 人次,其使用数量呈明显改变。由驾照式管理前半年出现问题被质量控制扣分的 83 条,减少到驾照式管理后的 17 条,且相关质量控制总数也由之前的 153 分减少到之后的 23 分。

复旦大学附属中山医院于 2012 年 2 月—2013 年 3 月开展了"提高特殊使用级抗菌药物微生物标本送检率"为主题的品管圈活动,提高了医生对微生物标本送检重要性的认识,提高送检率,从而规范使用抗菌药物。

广东省人民医院应用 PDCA 循环对医院 PCI 围术期预防用抗菌药物作持续性干预,PDCA 循环促进了医院 PCI 患者围术期预防用抗菌药物的合理性使用。

河南省濮阳市妇幼保健院为促进抗菌药物的合理使用采取的措施包括:

(1)行政手段:制定并严格执行抗菌药物合理应用评价与奖惩管理办法,各临床主任为本科室抗菌药物临床应用管理第一责任人,对不合理应用抗菌药物的科室责任人和医师进行行政处罚,包括经济、评先评优、取消处方权及职称评定等。

(2)技术手段:①根据原卫生部《抗菌药物临床应用指导原则》《抗菌药物临床应用管理办法》及卫生部 2012 年《全国抗菌药物临床应用专项整治活动方案》相关要求,特别是与妇女、儿童用药衔接紧密的《国家基本药物目录》(2012 年版),通过召开药事管理与药物治疗学委员会会议讨论,结合医院实际,动态管理并及时调整抗菌药物目录。②药学部门与医务科结合,深入临床科室,加强与医生的沟通,参照国内外妇女、儿童用药指南,结合本院实际,制定本院常见病种的用药规范。③对全院医生、护士、药师进行大范围的培训和考试;同时针对各临床科室常用抗菌药物进行小范围的培训。内容包括抗菌药物相关法律法规,常用抗菌药物的适应证、药效学、药动学、用法用量、药物配伍禁忌、用药注意事项、不良反应等。④临床药师定期查房,发现不合理应用抗菌药物的情况及时与医生、护士沟通,同时参与制订医院抗菌药物应用规范和抗感染治疗的用药决策等。⑤每月对抗菌药物处方、医嘱进行点评,点评结果实时反馈沟通,有效地减少不合理用药情况。⑥开展合理应用抗菌药物电话咨询,在医院网站开辟抗菌药物管理与应用专栏。

(3)信息手段:①利用医院 HIS 系统,严格执行抗菌药物分级管理,对临床医师施行抗菌药物处方权限管理。②与信息科积极沟通,完善抗菌药物各项指标的统计与分析及安装处方点评系统。③每月对抗菌药物使用情况进行统计与公示。④给予术前 0.5~2 小时用药提示,预防用药到疗程自动停药。⑤预防性应用抗菌药物选择根据手术类型给予限制品种,治疗性应用抗菌药物根据指南给予限制经验性应用方案。通过以上手段,河南省濮阳市妇幼保健院 2013 年与 2012 年相比,抗菌药物的各项指标均有所下降,包括抗菌药物占药品收入比例、门诊患者抗菌药物使用比例、住院患者抗菌药物使用率、抗菌药物使用强度、Ⅰ类切口手术抗菌药物预防使用率及抗菌药物 DUI 等。

佛山市同江医院和佛山市高明区人民医院在 2011 年 4 月 18 日卫生部办公厅下发《关于做好全国抗菌药物临床应用专项整治活动的通知》,并下发《2011 年抗菌药物临床应用专项整治活动方案》后,成立了专门的抗菌药物临床应用监督管理小组,采取的专项整治措施包括:①技术手段:药师对临床医师开具的抗菌类药物进行严格的审核和干预,在发现不合理用药的现象时,及时进行干预,以便有效地减少抗菌药物的使用错误,充分保障患者用药的安全性和合理性。②行政手段:对抗菌药物的应用情况进行考核,对不合格用药的科室或医师进行处罚,比如进行经济处罚和行政处罚。同时,对手术室抗菌药物的使用进行有效的管理,管理的内容包括药物的使用种类及用药的时间等。建立了以院长为第一责任人的管理控制小组,并配备专业的临床药师、医师和检验人员对各科室抗菌药物的使用情况进行技术指导和管理控制;同时实施月考核制度,为临床上安全使用抗菌药物提供保障,进一步减少不合理使用抗菌药物的现象。抗菌药物的使用率、使用强度及Ⅰ类切口抗菌药物的使用率进行专项整治前后差异明显,整治后有明显的下降趋势,同时产科临床上更加集中地使用排名在前五位的抗菌药物。

山东省淄博市第一医院于 2009 年 3 月 11 日起成功建立了静脉用药配置中心(PIVAS),在 2010 年下半年全院包括急诊、重症监护室等 28 个临床科室的静脉用药已全部纳入集中配置范围。在《抗菌药物临床应用管理办法》指导与静脉用药配置中心临床药师审方的干预下,山东省淄博市第一医院抗菌药物的不规范使用现象得到了遏制,不合格处方大幅减少,抗菌药物临床使用情况(药物品种、金额、药占比、使用率、使用强度、使用频度)的各项指标大幅下降,临床抗菌药物使用日趋合理规范。

二、案例分析:JN 医院抗菌药物合理应用模式的形成

(一)促进合理用药采取的措施

本研究选取本项目的研究对象之一 JN 医院作为典型案例来说明国内医院抗菌药物合理应用所采取的措施及其效果。

为了促进临床合理用药,保障患者用药的安全性、经济性和有效性,JN 医院根据《中华人民共和国药品管理法》《麻醉药品和精神药品管理条例》《处方管理办法》《医疗机构药事管理规定》《抗菌药物临床应用指导原则》《医院处方点评管理规范(试行)》等各项规章制度,组织医务处、质控办、门诊部、感染办、药剂科等部门定期或不定期地对全院药物使用情况进行检查,及时发现问题,处理问题。

1. 建立管理组织,完善规章制度　JN 医院成立了药事管理与药物治疗学委员会,医院院长担任药事管理与药物治疗学委员会的主任委员,药剂科主任和医务处处长担任药事管理与药物治疗学委员会的副主任委员。药事管理与药物治疗学委员会每季度开一次会议,讨论医院合理用药问题,督导各科室的药品使用情况。同时,医院还建立健全了自己的《合理用药工作制度》《处方点评制度》等药品管理各项规章制度,为临床合理用药提供制度支撑。

2. 加强临床培训,落实监督检查　首先是加强对医院医务人员合理用药的培训。医务处、感染办和药剂科每年组织各种培训班,邀请国内、院内专家来医院进行讲课,将最新的合理用药知识及时传达给临床医务工作者,如药品不良反应监测与安全性评价暨临床救治新技术应用、药品不良反应监测培训班、合理用药新进展学习班、临床药学新进展与合理用药学习班、肠外营养应用规范、糖皮质激素合理应用、孕产妇合理用药知识的培训系列讲座等。同时,医院每年还会外派医务人员去参加合理用药专题培训,引进或学习相关的合理用药知识。其次是加强对患者及家属合理用药的教育。医院管理研究室、社区医学科每周都会组织专家在门诊为候诊病人及家属讲授合理用药知识,并发放合理用药宣传材料,如:冠心病常用药物的合理应用、糖尿病常用药物的合理应用、抗菌药物的合理应用、结核病药物的合理应用、浅谈高血压的合理用药、浅谈中药的合理应用、浅谈消化系统疾病合理用药、浅谈高血压的合理用药等。同时,门诊药房的电子滚动屏会实时显示合理用药知识的资料。内分泌科每周二还为糖尿病患者和家属举

办健康教育和健康促进活动,其中包含合理用药等知识。

在医院药事管理与药物治疗学委员会的领导下,医务处、药剂科及医院感染办公室负责对临床合理用药进行监督、检查、管理及培训。建立临床用药动态监测制度,定期开展合理用药检查,对各科室药物使用情况进行分析,评价临床用药的合理性,并将检查结果进行全院通报。每月对各临床科室药占比进行公示,对异常增长的科室,要求其查找原因,提出改进措施,严格控制药品收入占医疗收入的比例。建立单品种用药总量监控和超常预警机制,每月按品种对全院抗菌药物类药的用药总量进行汇总排序,对排在前 10 位的用药医师进行全院公示;对用药总金额大和用药量异常增长的药品品种,上报医院药事管理委员会进行全面分析,凡经认定为不合理的品种,医院将对其进行调控直至淘汰。

3. 开展临床路径与单病种付费,落实处方点评制度 JN 医院是全国开展临床路径管理工作最早、开展病种最多的医院之一。2003 年 JN 医院开始探索国际上不同付费方式(如疾病诊断相关组)的差异,在借鉴循证医学、临床路径有关理论和应用成果的基础上,选择部分病种试行临床路径管理。2004 年开始实施单病种临床路径管理及收费限价的病种数已经达到了 128 个。同时,医院还积极探索复杂病的临床路径管理及按病种付费模式,建立单病种质量管理与控制体系,推进临床路径信息化管理。临床路径是一可计量性的工具,能够很好地监测到药物的治疗效果和药物不良反应等异常结果,更有利于药物不良反应的反馈,促进药物的合理应用。

医院药事管理和药物治疗委员会下设了处方点评小组,每月会对 100 张门诊处方进行点评,并在药讯上公布处方点评结果。2011 年 7 月起,医务处、质控办、感染办、药剂科组织专业人员对抗菌药物处方及医嘱进行专项点评,并公示抗菌药物合理应用、不合理应用前十名的医师,点评的结果与医师的抗菌药物处方权挂钩。另外门诊药房药师将调配过程中发现的不合理处方进行登记、归纳、总结、向门诊部汇报,不合格处方分析刊登在药事通讯上进行公示。

4. 严格执行药品采购制度,开展抗菌药物临床应用专项整治活动 JN 医院新药购进程序严格。临床科室要使用新药,必须由科主任申请报药品采购办,写明申购理由、依据,并有科室全部医师签名。药品采购办确定药库是否有该药并与同类产品并进行比较,报送医院药事委员会集体讨论。医院药品采购均按国家政策执行,集中招标采购,严格实施"一品双规"。并清理存在严重药品不良反应和临床用药安全隐患的品种。取消治疗范围过宽、针对性不强的药品同成分、同剂型、质量层次相同的药品,价格过高的品种予以停用。医院药事管理与药物治疗学委员会还对抗菌药物目录进行全面梳理,清退存在安全隐患、疗效不确定、耐药严重、性价比差和违规促销的抗菌药物品种。

院长办公会对抗菌药物专项整治工作进行了专题讨论,制定整治活动工作方案,建立抗菌药物临床应用管理工作制度和监督管理机制。院长作为抗菌药物临床合理应用的第一责任人,成立抗菌药物临床应用专项整治领导小组及办公室。各部门联动,明确任务和职责分工,院长与各临床科室负责人签订了抗菌药物合理应用责任状。利用信息手段对院科两级抗菌药物临床应用情况开展调查,全面掌握抗菌药物品种、剂型、规格、使用量、金额等基本情况。医院规范化建设感染性疾病科和临床微生物室,配备感染专业医师、微生物检验专业技术人员和临床药师。组织对医务人员进行抗菌药物相关专业知识和规范化管理培训,建立健全了抗菌药物临床应用技术支撑体系。修订并下发《JN 医院抗菌药物分级管理规定(2011 年版)》,对不同管理级别的抗菌药物处方权进行严格限定,明确各级医师使用抗菌药物的处方权限。医院出台治疗性使用抗菌药物前微生物标本检测相关措施,感染管理办公室负责对微生物标本检测进行督导检查。

(二)促进合理用药措施产生的效果

JN 医院的药品收入占业务收入的比例连续 12 年保持在 35% 左右。2008 年以来,医院共组织 36 次合理用药检查,271 人次因不合理用药被全院通报。2012 年 8 月,清洁手术术前 0.5~2 小时内使用抗菌药物百分率由 85.89% 提升为 96.6%;重点外科手术(髋关节置换术、膝关节置换术和子宫肌瘤切除术)术前 0.5~2 小时内使用抗菌药物百分率为 100%;治疗性抗菌药物使用前病原学送检率由 51% 上升到

78.28%；住院患者使用抗菌药物百分率由78.60%下降为63.72%；抗菌药物使用强度由62.8DDD下降为42.68DDD；无门诊使用特殊级抗菌药物。

以下是根据我国7个地区12个省份15家参加了卫生部抗菌药物临床应用监测网的三级甲等公立医院2007~2012年的监测数据绘制的表格，图中图标为7的医院代表JN医院。图7-1显示的是15家医院门诊含至少一种抗菌药物或抗真菌药物（J01+J02）的处方比例，JN医院此指标在15家医院中排名靠后，并且一直处于下降趋势，2011年后下降趋势更加明显。

图7-2显示的是15家医院住院手术使用至少一种抗菌药物或抗真菌药物（J01+J02）病人的比例，可以看出JN医院从2011年起，该指标明显下降，下降趋势在15家医院中排名靠前。

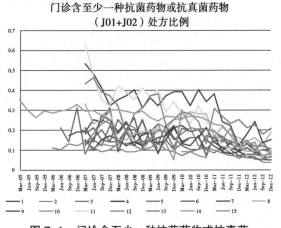

图7-1　门诊含至少一种抗菌药物或抗真菌
药物（J01+J02）处方比例

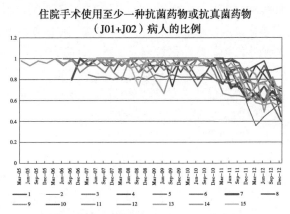

图7-2　住院手术使用至少一种抗菌药物或
抗真菌药物（J01+J02）病人比例

图7-3是15家医院住院非手术使用至少一种抗菌药物或抗真菌药物（J01+J02）病人的比例，JN医院该指标在2011年后下降明显，但是该指标在15家医院中的排名较为靠前。

图7-4是15家医院住院使用至少一种抗菌药物或抗真菌药物（J01+J02）病人的比例，由图可以看出JN医院该指标的变化趋势与其他医院相似，2011年下降速度加快，但是JN医院该指标的排名在15家医院中较为靠前。

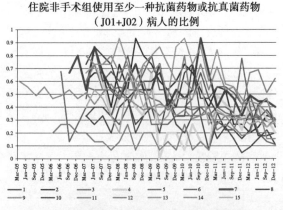

图7-3　住院非手术使用至少一种抗菌药物或
抗真菌药物（J01+J02）病人比例

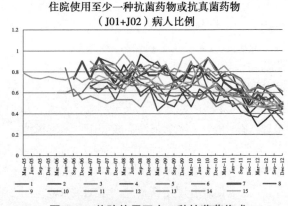

图7-4　住院使用至少一种抗菌药物或
抗真菌药物（J01+J02）病人比例

图7-5显示的是15家医院门诊使用至少一种抗菌药物或抗真菌药物（J01+J02）注射/输液处方的比例，可以看出JN医院指标一直是15家医院中较高的，虽然在2010年后这一指标下降明显，但仍是15

家医院中较高的。

图7-6是住院手术使用至少一种抗菌药物或抗真菌药物（J01+J02）注射／输液病人的比例。从图中可以看出，自2011年JN医院该指标显著下降，在15家医院中的排名也从靠前变为靠后。

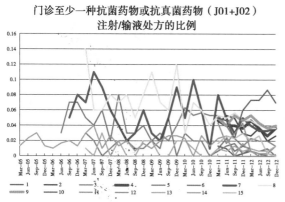

图7-5 门诊使用至少一种抗菌药物或抗真菌
药物（J01+J02）注射／输液处方比例

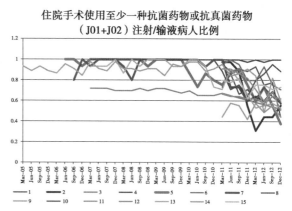

图7-6 住院手术使用至少一种抗菌药物或
抗真菌药物注射／输液病人比例

图7-7代表的是15家医院住院非手术使用至少一种抗菌药物或抗真菌药物（J01+J02）注射／输液病人的比例，与其他14家医院相比，JN医院该指标较高，虽然2011年后该指标下降显著，但是JN医院仍是15家医院中排名靠前的医院。

图7-8为住院使用至少一种抗菌药物或抗真菌药物（J01+J02）注射／输液病人的比例，如图所示，JN医院该指标处于较高水平，即使2011年该指标有较大的降幅，仍然处于较高的水平。

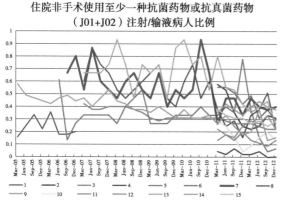

图7-7 住院非手术使用至少一种抗菌药物或
抗真菌药物注射／输液病人比例

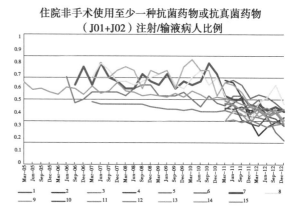

图7-8 住院使用至少一种抗菌药物或抗真菌
药物（J01+J02）注射／输液病人比例

图7-9显示的是医院外科手术前0.5~2小时预防性使用抗菌药物的比例，JN医院该指标总体呈现上升的趋势，在15家医院中该指标也处于较高的水平。

图7-10是15家医院外科手术后预防性使用抗菌药物的比例，可以看出，JN医院这一指标整体趋势一直在下降，并且一直是15家医院中最低的，2012年术后预防性使用抗菌药物的比例已经接近于零。

图7-11为15家医院全身用抗菌药物及抗真菌药物（J01+J02）的消耗量，由下图可以看出JN医院全身用抗菌药物及抗真菌药物的消耗量自2008年后均在15家医院平均值的下方，并且一直处于下降趋势。

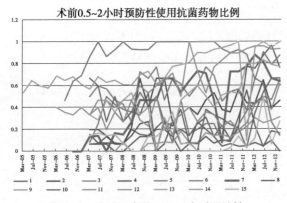

图 7-9　外科手术前 0.5~2 小时预防性
使用抗菌药物比例

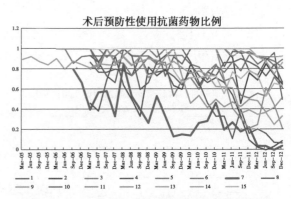

图 7-10　外科手术后预防性使用抗菌药物比例

　　图 7-12 为 15 家医院 ICU 全身用抗菌药物及抗真菌药物（J01+J02）的消耗量,可以看出 JN 医院 ICU 全身用抗菌药物及抗真菌药物的消耗量一直处于较低水平,并且自 2008 年起一直保持平稳,略有下降。

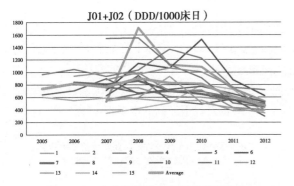

图 7-11　全身用抗菌药物及抗真菌药物
（J01+J02）的消耗量

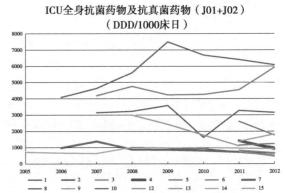

图 7-12　ICU 全身用抗菌药物及抗真菌药物
（J01+J02）的消耗量

第八章

我国公立医院抗菌药物合理应用管理模式构建

一、理论基础

（一）认知理论

认知理论源于认知心理学，在以认识过程为主要研究对象来探讨人的行为产生和塑造。认知理论第一个重要概念是"知觉"。感觉和知觉的区别在于，感觉是自下而上（bottom-up）的加工方向，是对外界刺激的认识，受到刺激的物理性质的客观因素影响。而知觉则是自上而下（top-down）的，人类知觉受到过去经验、刺激的涵义、周围环境以及熟悉程度等因素的影响。知觉是人们主动产生的生理反应。认知理论的另一个重要概念是"注意"，注意是指在容量有限的前提下，个体选择性地将认知加工用于部分信息的过程。Michael I. Posner 在 20 世纪 80 年代提出，注意包括四种范式，其中一个是 Telford 在 1931 年提出的 PRP 的范式，即心理加工的反应选择阶段容量有限，必须加工完现存刺激才可能释放出来，适应下一个刺激加工及选择反应的需求。此外，认知理论还有记忆、图像、决策等重要概念。著名的艾宾浩斯遗忘函数（Hermann Ebbinghaus，1885），显示了记忆的过程，即记忆的保持量或学习的百分数随着间隔时间的增长而减少，重学所花时间短于最初学习所花时间，即重学时的节省（saving in relearning）。图像的概念中，值得一提的是图优效应（picture superiority effect），即图像似乎比文字更容易激活与保留其相关的语义特性。决策概念中的一个重要的现象是偏好逆转现象，指实质上有相同意义的问题，将信息以不同形式传达时，人们会做出不同的选择反应。

认知理论是健康相关行为改变的理论之一。认知是指人们获得和利用信息的全部过程和活动，包括接收到外界信息的刺激，对接收到的信息作出解释，对信息作出反应，采取适当的行动。认知理论认为只有在人们感知信息、认同信息内容、产生行为意愿，并具有行为所需技能后行为才能得以实现。知信行是知识、信念和行为的简称，健康教育的知-信-行模式实质上是认知理论在健康教育中的应用。知-信-行理论认为：卫生保健知识和信息是建立在积极、正确的信念与态度，进而改变健康相关行为的基础，而信念和态度则是行为改变的动力。只有当人们了解了有关的健康知识，建立起积极正确的信念和态度，才有可能主动地形成有益于健康的行为，改变危害健康的行为。所以无论是医院还是社会，应该广泛宣传抗菌药物合理用药的知识，解答人们的疑惑，使人们认识到抗菌药物滥用的危害，从心底认识到合理用药的重要性，在生活中才能更加注意合理用药。

（二）诱导需求理论

20 世纪 70 年代，美国斯坦福大学的 Tuchs 教授和加拿大 R.G.Ecans 教授首先研究提出了诱导需求理论。该理论认为，医疗服务市场由需方被动而供方垄断的特殊性，供方医生对卫生服务的利用具有决定作用,能左右消费者的选择。在这种病人对医学知识缺乏,而医生具有自身经济利益的服务中,医生既是顾问,又是卫生服务的提供者,因此可以创造额外需求,即供方创造需求。在卫生服务市场中,由于消费者的信息缺乏,供需双方存在明显的信息不对称,消费者没有足够的信息来做出自己的消费选择,患者只能在医生检查后,由以上确定其卫生需求,这就导致了在卫生服务提供中,患者需求的被动性。医生既是患者的顾问,同时也是卫生服务的提供者。

(三)公共选择理论

公共选择理论是应用经济学理论的方法来研究非市场决策或公共决策问题的新研究领域。公共选择理论的本质是对政府决策过程的经济分析。公共选择理论的核心是对投票及相关决策程序的研究。公共选择理论的决策方式是如何科学进行集体决策,其中包括两层含义。首先是集体性,只有在多人或者群体的地方才会有决策,个体不会涉及决策的范畴;其次是规则性,决策就是制定规则,在个体与个体之间偏好差别面前,只有决定了用规则来协调行为差,决策才会成为必然。因此那些满足了中间人定理的决策就自然成为了规则,比如:国家法律、经济政策、国防、教育、环保、警察等。公共选择理论为经济市场所做的解释,就是在市场经济条件下,以个人利益最大化为内在动力,通过民主投票来实现对经济的合理决策。公共选择理论为政治市场所做的解释,就是在稳定的政治条件下,以政治家利益最大化为内在动力,通过民主选举来实现对政治的合理决策。公共选择理论的使用需要合理的方法进行研究,而它的方法论也归结为三个要素:个人主义、经济理性和交易政治。个人主义是集体行为的出发点,同样也被看成是微观经济分析的出发点。公共选择倾向于研究个人行为,如选民、政治家和官僚的行为,研究个人行为是通过如何将政治过程对整个经济所产生的影响。经济理性原则认为,人是利己主义,追求个人利益和收益的最大化,只能受到个人利益倾向的驱使。其实,在政治领域也是一样的,因此由一个人组成的国家或政府不应被称作是国家或政府,只有将大众利益为目的多元化群体才能称为国家或政府。公共选择理论认为交易政治在政治中被视为解决利益冲突并通过交换利益达成协议的一个过程,具有交易的性质。

公共选择理论认为,政府部门或政府官员也是经济人,也会寻求特定条件下的自身利益的最大化。作为理性经济人,官僚追求的不一定是社会福利,而是通过追求预算规模最大化实现薪金、津贴、声誉、晋升等自身利益的最大化,这种自身利益的最大化倾向被人们称为内部性。在实践中,内部性会导致医院管理人员追求自身利益的最大化。医院是以特定的公共利益为目标,为社会提供公共服务的非营利组织,是公共组织的重要组成部分,同样具有内部性问题。在社会主义市场经济体制的建立与发展的浪潮中,个别医院单纯追求经济效益,将药品费收入与科室奖金挂钩,在利益导向上给滥用抗菌药物开了绿灯,忽视药品作为治病救人的特殊商品其质量的重要性。

(四)产品外部性理论

1890 年,英国经济学家马歇尔在《经济学原理》中首次提出"外部经济"一词,其后庇古在其著作《福利经济学》中从福利经济学的角度对外部性进行了比较系统的研究。随后很多经济学家继续对外部性进行界定和研究,萨缪尔森、诺德豪斯、布坎南和斯德伯利拜都对外部性进行了深入研究。其中萨缪尔森把外部性定义为生产和消费过程中对其他团体产生或好或坏的影响;布坎南与斯德伯利拜则认为外部性是某个团体的行为对其他团体产生影响但并未负责或补偿。外部性主要是从外部性的产生主体和接受主体角度来界定的,所以外部性的要素为外部性的产生主体、接受主体以及外部性行为。布坎南认为外部性的个人效用函数包括个人行为和他人行为影响。采用数学语言进行描述,即:

$$F_j = F_j(X_{1j}, X_{2j}, \cdots X_{nj}, \cdots X_{mk}) \quad j \neq k$$

这里,(X_i=1, 2, $\cdots n$, m)代表经济行为,j 和 k 代表不同的个体,F_j 为经济主体 j 的福利函数。上述函数说明经济主体 j 的效用不仅受自己行为的影响还受其他经济主体兔的行为影响,此时外部性产生。当 X_{mk} 为正数时,k 的活动对 j 的收益产生正的影响,增加 j 的收益,形成正外部性;相反,当 X_{mk} 为负数时,

k 的活动对 j 的收益产生负的影响,减少 j 的收益,形成负外部性。所以,外部性可以界定为某个经济主体对另外的经济主体产生外部影响超出了其利益范围。而这种外部影响又不能通过市场价格进行买卖,所以外部性的存在,会带来社会的边际收益成本与私人的边际收益成本不一致,易导致市场失灵和资源的配置失当。

外部性理论的三块里程碑:①马歇尔的"外部经济"理论。马歇尔在《经济学原理》中研究了外部经济和内部经济对行为主体的影响,提出了外部性的概念。但马歇尔只是把外部经济作为组织增加效益的工具,与现代的外部性概念并不相同。他首次提出此概念,而后引起后人的思考和研究,于是慢慢形成现在的外部性概念。②庇古的"庇古税"理论。庇古在马歇尔内部经济和外部经济的基础上,其著作《福利经济学》中用现代经济学方法,提出了"社会边际净生产"和"私人边际净生产"两个概念。所谓社会边际净生产是指经济主体作出的个人消费或生产活动对社会造成的收益与成本之差。私人边际净生产是指个人的经济活动给自己带来的收益与成本之差。另外,庇古还把外部性分为正外部性和负外部性。③科斯的"科斯定理"。科斯提出的"交易成本"进一步完善了外部性理论。科斯在《社会成本问题》(The Problem of Social Costs, 1960)中提出了"交易成本"这个概念。科斯认为,"外部性"产生的主要原因为产权界定不清晰。他在"污染厂家与居民"的例子中,说明污染厂家和居民如何处理补偿问题上,突出的原因是没有明确界定产权。当交易成本为零时,不管权利初始安排如何,当事人之间的谈判都会导致那些使财富最大化的安排,即市场机制会自动地驱使人们谈判,使资源配置实现帕累托最优;当存在正交易费用时,如果交易双方的产权清晰,市场、企业和政府合作便可降低交易费用,但存在如何选择产权安排使社会成本最小的问题。科斯通过分析零交易成本市场的局限性,研究了在"正的交易成本"的现实世界中外部性的解决方法。科斯的理论为解决外部性问题提供了新的思路。

外部性的类型:①正外部性和负外部性。根据外部性的影响不同,分为正外部性和负外部性。其中正外部性是指经济行为对社会和其他经济主体产生的积极作用,如:果农种植果园不仅自己可以得到果实的收入,大量蜜蜂采蜜也提高了蜂农的收益。负外部性是指经济主体的活动对外界产生了消极影响,如:某人在公共场所吸烟造成空气污染,工业废气的排放破坏环境等,这些负外部性产生了不好的影响。②生产外部性和消费外部性。依据外部性产生的领域不同,分为消费外部性和生产外部性。消费外部性是指消费者是外部性行为的实施者,外部性行为是在消费领域中产生的。相反,外部性行为在生产领域中产生,而且实施者为生产者,则该外部性就被称作生产外部性。另外将外部性的影响效果和产生领域相结合,外部性还可以分为生产和消费正外部性、生产和消费负外部性。③其他分类。根据外部性产生的时间与空间,可以分为代内外部性和代际外部性;根据外部性产生的原因不同可分为制度外部性和技术外部性;依据外部性产生主体和受体之间能否通过交易实现帕累托改进,分为相关、不相关帕累托外部性;依据能否预期外部性,分为可预期和不可预期外部性。

(五)绩效理论

绩效是最重要的组织产出之一,也是检验领导有效性和管理有效性的重要指标。工作绩效是管理学中的一个非常重要的概念。绩效从对象上来讲可以分为组织绩效、团队绩效和员工绩效。三者的侧重点有所不同,组织绩效是注重组织层面的行为和产出,团队绩效侧重于团队层面产出,员工绩效则是注重于个体层面。同时,三者又相互联系。三者会相互影响、相互促进;反过来讲,组织或团队的结构、机制等的设置不合理也可能降低员工绩效,而员工绩效的降低也会影响到团队绩效,甚至是整个组织的绩效。在学术界,有关员工绩效的理论整体上有绩效管理理论和绩效结构理论两个分支。前者操作性较强,多用于组织管理的实践中;后者理论性较强,主要研究绩效的内部结构以及其影响因素的理论。绩效管理理论是指为了实现组织既定目标,管理者对组织、部门和员工进行绩效管理的过程。绩效管理是一个系统工程,它主要通过管理者与员工之间的沟通与互助,在绩效管理(包括绩效计划、绩效辅导、绩效评价、绩效反馈、绩效应用）的过程中，使组织整体绩效、部门绩效、员工绩效等方面得到提高，最终实现组织目标。顾名思义，绩效管理可理解为管理者对绩效的管理。在组织中，绩效管理分为三个层次，即组织绩效管理、部门绩效管理和员工绩效管理。一般而言，组织绩效可以分解为部门绩效，同样部门绩效可以分解为员工绩效。对组织进行绩效管理，就是为了加强沟通，从而改进和提高绩效，实现组织目标。所以，绩效管理是一个大概念，它包括员工绩效管理、部门绩效管理、组织绩效管理。其中，员工绩效管理是绩效管理中最基础也是最重要的组成部分，是绩效管理的核心内容。

绩效的结构模型大体上可以分为四类：三维类公民绩效理论、任务关系绩效理论、Campbell 高次序绩效理论和学习和创新绩效理论。其中：①三维类公民绩效理论：Katz&Kahn（1964）第一次提出类似于公民绩效的概念，开创了绩效结构研究的先河。他们认为：员工的自发性和创新性是实现绩效必不可少的两个因素。Borman 等（2001）在前人研究的基础上，提出一个 24 指标的总体绩效结构模型，之后在 Coleman&Borman（2000）等的基础上，将总体模型划分为三个维度，即个人支持、组织支持和主动性。在这个三维结构也是类似于在组织公民行为的。这一极端的研究为绩效结构研究的发展奠定了基础，有着积极的意义。然而，这一阶段对绩效的探讨并没有针对绩效本身做实质性研究，只是探讨了利于组织的社会、心理等环境因素。②任务关系绩效理论：Borman&Motowidlo（1992，1993）以部队机械师为样本，进行了问卷调查研究，通过调查，将员工的工作绩效分为两个维度，即关系绩效（contextual performance）和任务绩效（task performance）。这一研究结合了组织公民绩效理论和任务绩效理论，提出了长期被学者们采用的工作绩效二维结构。③Campbell 高次序绩效理论：Campbell，McHenry & Wises（1990）从理论和实证两方面出发，提出一个五维度绩效模型。在此基础上，为了全面的了解绩效的影响因素，Campbell 等于 1993年再次提出一个多维的高次序绩效结构，即八维绩效结构。这一个模型试图将细化所有与工作结果相关的工作行为，以及绩效影响因素，并能清楚表述。但是，在组织实践中，这些影响绩效的因素之间往往是相互关联的，过于细化的因素是否有必要也受到了学者的质疑。另外，最大的遗憾是 Campbell 的模型未能找出影响绩效的决定因素，更没能解释这些因素。后来学者发现，员工的能力和人格是影响绩效的普遍因素。尽管如此，Campbell 多维模型的价值还是非常大的。④学习和创新绩效理论：也叫做适应性绩效模型，2004 年由 London & Monel 提出，这一模型是基于学习绩效的。他们认为学习绩效主要包括学习的意愿、学习效率、学习带来的新技能、学习带来的绩效提高。

二、抗菌药物合理应用管理体制

基于前述基本理论和国内外医院抗菌药物使用、监管制度、耐药监测体系的比较分析，初步构建我国医院抗菌药物合理应用的管理模式，从抗菌药物的采购到使用的每一个环节详细说明促进抗菌药物合理应用的各项措施。

（一）建立抗菌药物管理组织

医院应该在药事管理组织的基础上，建立抗菌药物管理组织，制定组织的章程和人员结构，明确人员职责，制定抗菌药物临床应用的管理、监测与评价制度，以及抗菌药物不合理应用的干预与改进措施等，并开展临床工作者的抗菌药物合理应用培训。同时，医院还应定期发布医院抗菌药物临床应用的监测与评价分析报告，利用地区或全国抗菌药物临床应用监测网和细菌耐药监测网报告数据促进医院抗菌药物合理应用，并将临床科室抗菌药物合理用药情况纳入医疗质量管理考核指标。

（二）实行三级管理

根据抗菌药物特点、临床疗效、细菌耐药、不良反应以及本地社会经济状况、药品价格等因素，将抗菌药物分为非限制使用、限制使用和特殊使用三级。非限制使用抗菌药物是指经临床长期应用证明安全、有效、对细菌耐药影响较小、价格相对较低的抗菌药物；限制使用抗菌药物是指与非限制使用抗菌药物相比较，在疗效、安全性、对细菌耐药性影响等某方面存在局限性且价格较贵的抗菌药物；特殊使用抗菌药物是指不良反应明显、不宜随意使用或需倍加保护以免细菌过快产生耐药而致严重后果的、新上市的、价格昂贵的抗菌药物。临床医师经过培训、考核合格后方可授予三级管理的处方权,职称在住院医师以上,有处方权,抗菌药物知识考核成绩在 75 分以上的临床医生享有非限制抗菌药物处方权;职称在主治医师以上,抗菌药物知识考核成绩在 75 分以上的临床医生享有限制抗菌药物处方权;职称为高级职称或者职务为科主任、副主任、医疗组长,抗菌药物知识考核成绩在 85 分以上的临床医生享有特殊药物抗菌药物处方权。各级临床医生根据患者的诊断和病情开具权限内的抗菌药物,严格控制特殊使用及抗菌药物的使用。

（三）定期开展抗菌药物临床应用监测与评估

建立计算机控制的抗菌药物分级使用制度,对抗菌药物使用种类、时限、权限实施全面、实时、有效的监控,严格落实抗菌药物分级管理制度。实时监测细菌耐药情况,按细菌耐药的信息调整抗菌药物使用。违规开具抗菌药物者,根据情况分别予以警告、限制抗菌药物处方权处理,出现严重后果的按有关医疗质量问题处理。将合理用药作为临床医生考核的一项重要指标,与个人晋升、评聘职称相挂钩。加大对不合理用药医师的处罚,对发现问题的给予全院通报批评,根据情节轻重,给予警示谈话、带职培训、停岗处理等处分。对于不合理用药所产生的费用,由处方医师全额承担,由此引发的医疗纠纷,按照医院相关规定处理。

（四）建立临床药师制度

建立临床药师制,开展临床药学工作。药师深入临床一线,参加查房和病例讨论工作,反馈临床用药现状和临床对药学服务的需求,及时提供相关服务。建立“以病人为中心”的药学管理工作模式,开展以合理用药为核心的临床药学工作。充分发挥临床药师在抗菌药物治疗过程中的作用,允许并鼓励临床药师直接参与临床药物治疗和围术期的抗菌药物预防应用指导,协助临床医师做好药物鉴别遴选工作,审核用药医嘱或处方,参与抗菌药物临床应用管理工作。同时,感染专业医师和微生物检验专业技术人员也应该为抗菌药物临床应用提供技术支持。

三、抗菌药物合理应用运行机制

（一）严格遵守抗菌药物临床应用和管理实施细则

根据抗菌药物临床应用和管理实施细则,明确规定限制使用抗菌药物和特殊使用抗菌药物临床应用程序,实行责任制管理,制定“特殊管理的抗菌药物”临床应用评价标准,并实施监控和干预。药学部会同医务处、质量管理和医院感染管理部门对抗菌药物的使用情况进行监管,检验、院感、药学三方联合完成的细菌耐药情况分析与对策报告,并将抗菌药物合理应用情况作为院、科两级综合目标考核的重要指标。建立医院领导、职能科室、科主任、个人四级医疗质量管理质控体系,科主任为医疗质量管理第一责任人。通过四级质控体系监督医疗质量,规避医疗行为存在的问题,督促抗菌药物的合理使用。质控模式由单一的下科检查转变为实时、环节、终末、追踪、信息等多模式质控。通过四级保证医疗质量,保障医疗安全。

（二）利用临床路径管理规范抗菌药物使用

通过临床路径管理,对每个病种依据临床路径用药,尤其是抗菌药物的使用,对路径外用药必须填写变异说明方可使用。医务科定期组织专家对临床路径病历的路径外用药进行检查,分析使用路径外药物的合理性,避免抗菌药物滥用、超时限使用。

全面推行电子病历,制定电子病历书写的有关制度和要求,并设计运行电子病历的质控标准,加强电子病历的时间质控和逻辑质控。根据临床路径,对使用抗菌药物的病历严格核查,实施人工和计算机的双重质量控制。同时,组织院内专家或聘请院外专家对抗菌药物病历进行点评,定期反馈给科室和临床医生,提高病历质量,促进抗菌药物的合理应用。

（三）利用信息化手段实施指标控制

开展抗菌药物临床应用统计分析,通过数据挖掘系统对全院抗菌药物应用等指标进行详细的统计、分析,为实现医疗质量管理的精细化、科学化提供重要依据。从开立医嘱、配药、摆药到发药、服药(服药到口)等整个药品使用过程都要经过计算机对医嘱、药品的用法用量进行审核,通过药师人工审核、发药审核以及护士掌上电脑用药审核等多道核查关口。利用信息化优化送药流程,排除配伍禁忌,避免人工医嘱、处方等文书不规范或难辨认导致的人为错误,保证了患者的用药安全。临床药师可以通过医院信息网络查看全院病历及医嘱内容,定期抽查运行、终末病历抗菌药物合理使用情况,发现不合理用药后可将用药建议及时反馈至临床医师。

充分运用信息化手段进行医院感染的实时监控,通过采集医院 HIS、LIS、电子病历等数据,建立感染数据仓库。以住院病人疑似发现、目标性监测、现患率调查、职业伤害、环境监测等,建立主动监测、医生上报和院感科监管相结合,有目标、有责任人的协同管控工作模式;以院感预警、干预等方式实现院感防治措施的执行;以感控数据的统计、分析与挖掘,支撑院感工作 PDCA 循环改进,进而全面监测病原体,掌握全院病原体耐药情况,控制耐药菌。

（四）对抗菌药物管理实行系统追踪

药品管理系统追踪包括药品管理与使用、临床药物治疗两个维度。医院可以通过对抗菌药物管理实行系统追踪,剖析抗菌药物管理系统或流程内部潜藏的安全风险与质量裂痕,基于个案追踪发现的安全风险与质量裂痕再有针对性地从整个系统和流程切入并进行连贯追踪。追踪内容包含:医院药事管理相关法律法规实施细则的落实情况;药事管理系统或组织方面的风险;优先聚焦区域(如儿科病房、ICU、急诊药房等)的系统追踪评审评价;药品管理与使用系统中所采取的持续改进措施,以及新技术、新服务的应用。追踪评审评价的内容主要包含七部分:组织和管理;药品品种选择与采购;药品贮存与管理;医嘱与处方的审核;制剂、处方调配;处方给药、用药医嘱执行;监测药物安全。

四、公立医院抗菌药物合理应用管理模式

如图 8-1 所示,从抗菌药物的采购到抗菌药物的使用,整个流程都应该纳入到抗菌药物合理应用的管理模式当中。抗菌药物的采购应该严格按照医院的药品采购模式执行,按抗菌药物遴选制度和程序调整"抗菌药物采购目录"中的药品,制定药品采购供应管理制度,供药渠道固定并属于政府集中采购中标,设置目录以外临时申购制度与审批管理程序,并建立抗菌药物购用监督机制。在选择抗菌药物的具体品种上,可优先选用《国家处方集》《国家基本药物目录》《国家基本医疗保险、工伤保险和生育保险药品目录》及本省(市、自治区)和地方医保目录收录的抗菌药物品种;优先选用各类感染性疾病临床治疗指南推荐药物;优先选用《卫生部办公厅关于抗菌药物临床应用管理有关问题的通知》(卫办医政发〔2009〕38 号)推荐的常见手术预防用抗菌药物;尽量选用本省(市、自治区)公布的抗菌药物分级管理目录之内的药物;尽可能覆盖现有抗菌药物 ATC 分类,兼顾窄谱及广谱的抗菌药;选择疗效或安全性方面临床资料较充分的药物,尽量不选或少选具有严重不良反应的药物以及各级不良反应中心或专业学术期刊有多次不良反应报道的药物;尽量选择同一通用名下现有剂型、品规较全的药物,以便兼顾儿科及特殊人群用药;参考医院临床目前抗菌药物耐药情况,避免选择易引起细菌快速耐药的抗菌药物,避免选择耐药率高的抗菌药物。抗菌药物采购入库后,根据医生处方从药库或药方中提取抗菌药物,在该过程中必须要有药师对抗菌药物的处方进行审核,审核内容包含:医院的处方、住院医嘱符合《抗菌药物管理办法》规定,符合规定留存时限;医师按抗菌药分级管理权限开具抗菌药物处方或医嘱,有措施确保权限的使用;对门诊处方进行适宜性审核,审核发现疑问时与开具该处方或医嘱的医师联系;门诊处方用药品种、相关药物使用统计信息率符合要求。在抗菌药物发放过程中,药师或者护士一定要严格遵守核查原则,严格控制药品不良反应、药害事件的发生。在抗菌药物使用后,还应该对药品的安全进行监测,形成抗菌

药物临床应用的监测与评价分析报告,监测内容主要包括四个要素:一是本院抗菌药物使用的基本情况;二是本院抗菌药物的使用率和使用强度;三是本院抗菌药物的使用水平;四是导致抗菌药物使用率和使用强度过高的原因。具体监测指标包括抗菌药物消耗情况、抗菌药物使用率、联合用药率、使用抗菌药物患者平均用药品种数、使用抗菌药物患者平均用药天数、使用抗菌药物患者平均用药费用、抗菌药物使用量排序、抗菌药物使用强度排序、门诊抗菌药物处方率、抗菌药物临床应用合理性评价、使用抗菌药物患者平均住院天数、使用抗菌药物患者病原菌检查及药敏试验等。

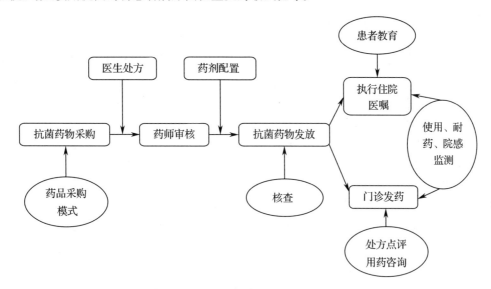

图 8-1　我国公立医院抗菌药物合理应用管理模式结构图

五、政策建议

(一)政府层面

1. 建立健全抗菌药物合理应用的法律体系　我国现有的抗菌药物法律规定比较散乱,关于抗菌药物的法律规定都散落在各种规章和规范性文件中,没有形成一个完整的体系。在实际运用中,相关单位和个人对诸多相关规定的掌握不足,容易造成管理上的缺失。现有抗菌药物法律规定在处罚内容上缺失。虽然《抗菌药物临床应用指导原则》规定医疗机构不准以任何形式将处方者开出的药品处方与个人或科室经济利益挂钩,以此杜绝不适当的经济激励,但只是对医师应用抗菌药物的指导性要求,未做出相应的处罚规定,在实际执行中很难发挥作用。地方各个抗菌药物规范性文件中也没有处罚规定的内容。

我国对抗菌药物滥用问题应强化立法,比如在《药品管理法》中设专章规范抗菌药物的使用,对抗菌药物的研制、生产、销售、使用等环节做到有法可依。也可以先通过制定卫生行政部门等相应机构的专项部门规章对抗菌药物研制、生产、销售、实验等管理制定出一系列严格约束性条款,比如添加实施抗菌药物药品国家专卖制度,建立专卖体系。在此基础上也需要加大相关法律、制度、条例的普及宣传活动,要建立公共健康司法宣传体系,这些可以通过制定部门规章或实施细则来完善抗菌药物监管的法律体系。

2. 建立政府专职机构实施干预政策　我国没有明确协调各利益相关方(包括政府、医疗机构、医务人员、公众、社团、专业团体、产业界)促进合理用药的职能部门。虽然明确了国家卫生健康委员会负责医疗机构内的合理用药促进工作,但是管理职能也被割裂成城市医院和社区中心、农村医疗机构等若干条块。另外,具体承担促进合理用药工作的各类机构没有一个是完全由政府财政支持的专职机构,经费没有保证,专业素质也得不到保证。各类指南的制定和各项合理用药促进活动由上述机构多头承担,没有统一的、跨学科的国家专业委员会指导和协调。用药干预策略还主要局限于行政命令和检查,缺乏卫生系统视角下的综合改革措施。部门间缺乏有效协调,达不到协同促进。

我国"医改"最终成功离不开合理用药制度的建立与落实。在中央和地方各层面都从卫生系统的角度出发,制定系统化促进合理用药的整体策略,并将其制度化,联合政府、医疗机构、医务人员、公众、医药产业界等多个利益相关方,建立起政府主导、财政可持续、跨学科和专业,包括各专业协会代表的全国性技术机构,专职制定标准和准则,开展培训,监测和评价药物使用及其对公众的影响,为各级政府决策提供分析和技术指导,应是我国药品领域下一步深化改革的重要内容。

3. 完善抗菌药物管理体系   我国原卫生部在其部门中设置了合理用药专家委员会,该委员会成立于 2008 年。近些年来,该委员会在合理用药的宣传方面做了大量的工作,并且培训了很多合理用药的工作者,并于 2011 年 4 月专门成立了抗菌药物专业组。在对强化医院安全合理用药监测方面,在"抗菌药物临床应用监测网"和"细菌耐药监测网"覆盖面有所拓展的基础上,临床用药行为得以规范化。同时,医疗机构要不断地完善院内的药事管理委员会,还要做好对"两网"的监测工作。虽然我国自 2004 年以来,原卫生部先后建立了医院抗菌药物应用监测网、细菌耐药监测网、合理用药监测网,但这些网络所包括的样本医院与我国庞大的医疗系统不成比例,数据采集准确性、主动性与实时性需要进一步提高,监测网络基础条件需要加强,与国家水平相匹配的地区或医院监测系统尚未建立。在前文中介绍了瑞典政府成立的抗菌药物监测机构,该机构由一个国家级别的专家组和三十个地方组构成。国家组的首要任务是督促地方组建立药品监测机构,教育医生和公众应该如何正确地使用抗菌药物,尽最大的努力去减少耐药,不断地传播正确使用抗菌药物的行为。我国政府的相关部门可以借鉴瑞典药品不良反应监测的管理模式,完善对抗菌药物的监管实施工作。

食品药品监督管理部门要不断地推进药品分类工作,积极对安全合理的用药知识进行宣传,重点加强对药学技术人员的监督管理工作,合理促进公众的合理用药行为。加强抗菌药物原料的销售监管,通过出台管理规定,规范抗菌药物原料药销售行为,不得将抗菌药物原料药销售给药品生产、经营单位以外的企业或个人。对抗菌药物原料药生产的过程实施管理,防止流向社会造成危害。主管部门要对生产过程进行认真检查,重点检查产品生产记录,销售记录。广泛地宣传和教育,营造良好的社会氛围,通过对涉药单位有关人员进行专业的技术培训,对药品分类管理政策法规进行宣传,对抗菌药物合理使用的知识进行普及教育,加强对零售药店药学技术人员的培训和管理,对驻店药师实施严格的管理制度,要求其严格地履行职责及规范服务,进一步提升零售药房的药学知识。同时,还要提高社会各界对抗菌药物的认知程度,引导广大消费者正确、合理地使用抗菌药物,防止抗菌药物滥用。

(二)医院层面

1. 完善各项规章制度   一方面贯彻落实相关法律法规。医疗机构是与患者接触的最终端,它在履行用药安全方面的职责相对比较大、任务比较艰巨。国家逐步对医疗机构的用药情况进行改革,对在医疗机构中的合理用药做了很多系统的规定,如 2007 年 2 月卫生部颁布了《处方管理办法》,2010 年 3 月,卫生部又出台了《医院处方点评管理规范(试行)》,这两个规定对医疗机构的处方调配工作发挥了有效的规范作用。同时,为了加强对抗菌药物的监管工作,原卫生部和原国家食品药品监督管理局一起对抗菌药的临床合理使用做了进一步的规范,如:原国家食品药品监督管理局于 2003 年发出了《关于加强零售药店抗菌药物销售监管促进合理用药的通知》,卫生部于 2004 年发布了《关于施行〈抗菌药物临床应用指导原则〉的通知》,卫生部还于 2008 年发布了《关于进一步加强抗菌药物临床应用管理的通知》。医疗机构要认真贯彻落实《处方管理办法》《医疗机构药事管理规定》《国家处方集》《抗菌药物临床应用指导原则》和《抗菌药物管理办法》等相关的法律、法规、部门规章和规范性的文件,全面、系统地梳理本机构抗菌药物临床应用中的实际情况和存在的问题,对所存在的问题要及时研究、解决。

另一方面,建立健全各项规范制度。依照《抗菌药物临床应用指导原则》针对医院各科室的实际情况,制订相应的抗菌药物使用规范,并尽量细化适应证、应用时机、应用方式等内容。充分发挥医院药事管理相关部门的职能,建立健全抗菌药物使用管理制度,完善监督管理措施,将抗菌药物合理使用纳入医疗质量和综合目标管理考核体系。严格执行各项医疗规章制度、完善各种规章制度的考核评价办法,尽可能对临床用药进行监测。周期性地对医院抗菌药物的使用情况进行汇总、归纳和总结,不断完善抗菌药物使用规则,真正把合理使用抗菌药物落实到实际工作中。重视临床药师在合理用药中的地位。药师参与临床合理用药是药学学科发展的必然,但受传统药学服务模式的影响,临床科室对临床药师的作用认识不足,在临床合理用药方面还未主动接纳药师的参与与监督。为促进临床药学发展,医院应制定一系列的规章制度,为药师提供必要的条件,推动临床合理用药工作的开展。

2. 严格实施抗菌药物分级管理制度　合理用药是一个复杂且多元化的问题,需要医院各部门协同努力。采购部严格控制药品的市场准入,药剂科把关药品的用法用量,院感科监控细菌耐药等。临床医生作为药物使用的第一人,必须严格遵守抗菌药物分级管理制度,确实发挥"守门人"的作用,防止药物过量、多重耐药等现象的发生。原卫生部《抗菌药物临床应用管理办法》(以下简称《管理办法》)对于从国家级到县级以上地方卫生行政部门直至各级医疗机构的抗菌药物临床应用管理组织机构和职责已作出明确规定。抗菌药物管理的基础、重点和难点在各级医疗机构。管理办法要求"二级以上医院应当在药事管理与药物治疗学委员会下设抗菌药物管理工作组,由医务、药学、感染性疾病、临床微生物、护理、医院感染管理等部门负责人和具有高级专业技术职务任职资格的人员组成。其他医疗机构设立抗菌药物管理工作小组或指定专职技术人员,负责具体管理工作"。其主要职能是统一管理、协调、监控医院药物的购进和使用;协同各临床科室制订出符合本院、本科室合理用药制度及监测、监控制度;定期参加各科室临床查房,检查用药现状,发现问题及时采取有效的整改措施;定期向全院通报医院现阶段所监测到的病原菌流行趋势、细菌耐药情况、药物敏感性监测况,指导医生合理用药;及时总结医院合理用药情况,奖优罚劣。

3. 设置合理用药培训与继续教育机制　对医务人员进行合理用药知识培训。目前医护人员临床用药的常见问题包括:临床医生对药物的合理配伍不熟悉;用药前的细菌检测及药物敏感性检查不到位;护理人员缺乏协助医生用药的意识,注射、加药时间不合理、操作不规范等。针对医学生设置专门的合理用药培训或课程,在知识积累阶段加强合理用药意识;针对医务人员设置合理用药继续教育,对临床用药存在问题的医务人员进行再教育,切实加强合理用药及细菌耐药知识的教育,将合理用药作为医务人员从业的重要审查资格。有效组织和提高医护人员学习的积极性是强化培训的关键。医院还可以建立合理用药论坛,以多种形式加强培训效果。

(三)社会层面

1. 加强抗菌药物科普知识宣传　建立国家网站,加强药品信息和相关知识的可及性。在医院、社区等地建立长期的抗菌药物合理应用知识宣传,发放宣传资料。在学校中开展合理用药活动,教育儿童合理用药,将合理用药知识作为科普宣传。加强健康宣教,提高人们的安全用药意识,通过各种途径,对广大民众进行不合理应用或滥用抗菌药物危害性的宣教,使人们充分认识到滥用抗菌药物的严重危害,引导他们走出把抗菌药物作为全能药的误区,在医师正确指导下用药,不盲目使用抗菌药物。另外,建立完善的合理用药咨询网络可以更好地帮助人们了解合理用药的专业知识。医院可通过自己的局域网、电话、窗口、床边咨询,就医院所提供药物的价格、药品使用的适应证、禁忌证、使用中的注意事项,给药的最佳途径、时间、剂量及疗程,怎样合理配伍作出全面咨询。通过医生和药师进社区形式宣传合理用药知识,解答人们的疑问。充分利用媒体的力量,通过电视广播报纸的形式向大众宣传医学知识,使人们认识到抗菌药物滥用的危害性,鼓励人们合理用药。

2. 建立医生与患者的合作伙伴关系　现代社会中,医患双方共同背负着经济、政治、文化、环境及心理等更多更复杂的因素,其医学实践更需要不断强化医患沟通的思维理念和行为方式。新环境下医务人员主观和客观都需要患者方面参与医疗过程,获取病情信息、选择诊断与治疗方案、选择相关服务及费用等都依赖患者及家属的积极配合。医患更紧密、更有效的沟通机制,是现代医学发展的必然选择。但个别医务人员的沟通意识不强,沟通技巧不熟练;一些医务工作者"见病不见人",忽视了病人的心理感受,忽视了与病人的沟通和交流,造成病人的误解。由于沟通不畅,加上患者本身对医学知识的不了解,对诊疗效果期望值过高,认为治不好就是医院有过错,从而迁怒于医院和当事医生。所以建立医生与患者之间的合作伙伴关系非常必要。医生将患者视为合作伙伴,在治疗疾病的过程中将详细的信息告知患者,尽可能地使病人了解自己的病情,做到"知情同意",只有这样才能使患者了解更多的医学知识,不盲目地使用药物,另一方面也使得诱导需求现象减少,促进合理用药。

3. 促进合理用药的国际协作　细菌耐药是一个无国界、普遍存在的问题,遏制细菌耐药是一个全球战略,需要多方利益相关者共同持续努力。鼓励各国协作促进合理用药和遵守监管法律法规,落实多方(包括社区、社会团体)参与用药干预活动,是促进合理用药、遏制细菌耐药的重要手段。

参考文献

1 金有豫. 总论抗菌药物使用现状［J］. 首都医药, 2004, 11（01）: 36-37.

2 WHO. WHO Policy Perspectives on Medicines-Promoting rational use of medicines: core components［R］, 2002.

3 中国科学技术协会. 抗生素类药滥用的公共安全问题研究调查报告［R］, 2008.

4 国家卫生和计划生育委员会. 中国卫生统计年鉴［R］. 2011.

5 中国化学制药工业协会. 全国药物使用情况调查报告［R］. 2010.

6 王青, 兰奋, 肖爱丽. 不合理用药问题及干预研究［J］. 中国临床药理学杂志, 2003, 19（01）: 75-78.

7 华东, 张国英. 规范药品名称促进合理用药［J］. 中医药管理杂志, 2007, 15（01）: 12-14.

8 郑英丽, 周子君. 抗生素滥用的根源、危害及合理使用的策略［J］. 医院管理论坛, 2007, 1（123）: 23-27.

9 张久山. 抗生素使用中的问题与合理用药［J］. 天津药学, 2001, 13（05）: 12-13.

10 崔瑞芳, 李捷. 药物利用研究与合理用药［J］. 解放军医院管理杂志, 2004, 11（2）: 147-148.

11 李永莲, 孙新生, 张文琴等. 加强医德医风建设及考核的思考［J］. 四川生殖卫生学院学报, 2008, 1（03）: 47-48.

12 郑舒文. 中国卫生总费用占 CDP 比例的分析与预测研究［D］. 武汉: 华中科技大学, 2008.

13 甘建玲. 滥用抗生素的危害及控制策略［J］. 临床和实验医学杂志, 2008, 7（12）: 145-148.

14 秦楚. 认知理论视域下大学生的德育方法探究——基于驻邕部分高校的调查与分析［D］. 广西: 广西大学, 2012.

15 Atkinson RC, Shiffrin RM. Human memory: A proposed system and its control processes［J］. The psychology of learning and motivation, 1968, 2: 89-195.

16 朱瑞玲, 朱云鹏. 偏好逆转现象的认知与动机性解释［J］. 中华心理学刊, 1987, 29: 31-43.

17 谢颖芳. 基于认知理论的绿色包装再生设计研究［D］. 上海: 上海交通大学, 2013.

18 王凡, 温小霓. 医疗供方诱导需求理论及其在我国的实证研究［J］. 中国卫生经济, 2007, 26（3）: 7-10.

19 王宁. 公共选择理论对我国行政管理改革的启示［D］. 北京: 首都经济贸易大学城市学院, 2012.

20 McGavock H. Prescription pricing databases should includemore details to assess prescribing rationality［J］. British Medical Journal, 2001, 322（7279）: 173.

21 潘梅村. 扩展的外部效应问题——公共经济学外部性问题的代际影响分析［J］. 唯实, 2004,（6）: 36-40.

22　蒋昊,胡维娜. 试论国家安全生产的外部性[J]. 武警工程学院学报,2005,21(1):46-49.

23　Allan T. Productive and allocative efficiency: why better water management may not solve the problem[J]. Agricultural Water Management, 1999, 40(1): 71-75.

24　俞海山,周亚越. 论消费外部性及其社会福利影响[J]. 商业研究,2007,(2):17-20.

25　宋维杰. 产业群理论——一种值得重视的区域发展理论[J]. 财经问题研究,2002,(9):69-72.

26　王冰. 论证外部性内在化的途径与绩效——庇古和科斯的正外部性内在化理论比较[J]. 东南学术,2002,(6):70-75.

27　张京. 变革型领导与员工绩效的跨层次研究[D]. 湖北:中国地质大学,2013.

28　宋艳,贾春凤. 关于抗生素滥用问题及对策[J]. 中国现代医药杂志,2006,8(11):150-151.

29　国家卫生和计划生育委员会. 抗菌药物临床应用管理办法[EB/OL].(2012-05-08)[2013-08-19]. http://www.moh.gov.cn/yzygj/s3593/201205/e5efd852b86c4afa8b09a0e58e09e10e. shtml.

30　国家卫生和计划生育委员会. 关于施行《抗菌药物临床应用指导原则》的通知.[EB/OL].(2004-08-22)[2013-08-19]. http://www.moh.gov.cn/yzygj/s3573/200804/bce426067d714541a9ed77cb26e74ccc. shtml.

31　张海霞,梁培等. 2011—2013年某院抗菌药物专项整治效果评价[J]. 药学与临床研究,2014,22(6):559-561.

32　张波,胡杨等. 3年抗菌药物专项整治活动前后我院抗菌药物使用和细菌耐药性变化趋势[J]. 中国药学杂志,2014,49(23):2136-2140.

33　吉连军,刘芳. 濮阳市妇幼保健院抗菌药物临床应用的干预研究[J]. 中国药事,2015,29(2):224-228.

34　黄翠莹,苏健丽. 对比进行抗菌药物专项整治前后我院出院患者抗菌药物的使用情况[J]. 当代医药论丛,2015,13(3):138-139.

35　陈桂林,刘广军等. 抗菌药物合理应用监控及行政干预系统的初步研究[J]. 当代医学,2015,21(3):150-152.

36　吴娟,刘小凤,李秀敏. 抗菌药物管理措施及成效探讨[J]. 中国卫生质量管理,2014,21(5):100-102.

37　刘怡,穆锦江等. 某三甲医院抗菌药物临床规范化应用的现状分析[J]. 中国医院管理,2013,33(8):60-61.

38　龚赛赛,汤罗嘉等. 品管圈活动在提高特殊使用级抗菌药物微生物送检率中的应用与体会[J]. 中国医院,2014,18(8):63-65.

39　张晓娟等. 应用PDCA循环干预我院PCI患者围术期预防用抗菌药物的效果分析[J]. 中国药房,2014,25(46):4340-4342.

40　王渝,唐敏等. 我院实施合理用药驾照式管理之前后抗菌药物使用情况分析[J]. 中国医疗管理科学,2014,4(4):29-31.

41　刘冰. 静脉用药配置中心干预下我院住院患者抗菌药物应用状况分析[J]. 北方药学,2015,12(1):169-171.

42　陈泰昌. 开展药物咨询协助临床合理用药[J]. 中国药事,1995,9(5):298-300.

43　张志清. 国内抗菌药物应用现状及实施抗菌药物合理应用干预的可行性与难点[J]. 中国药房,2004,15(12):708-710.

44　张永信. 抗菌药物合理应用[J]. 中华儿科杂志,2002,40(08):450-452.

45　World Health Organization. Issues New Recommendations to Protect Human Health form Antimicrobial use in Food Animals［R］. 2000.

46 汪光宝,张震巍,关飚. WHO 促进合理用药的核心政策［J］. 医院管理论坛, 2003,（06）: 38-40.

47 Baden LR. Prophylactic antimicrobial agents and the importance of fitness［J］. New England Journal of Medicine, 2005, 353（10）: 1052-1054.

48 Amanda LG, Hans VH, Flora M. Intervention Research in Rational Use of Drugs: A Review［J］, Health Policy and Planning, 1999, 14（02）: 89-102.

49 Laxminarayan R. Battling Resistance to Antibiotics and Pesticides: An EconomicApproach［M］. Washington, D. C.: Resources for the Future, 2003.

50 马越,李景云,金少鸿. 美国食品药品监督管理局修订有关人用抗生素类药品说明书的规定［J］. 中国药事, 2003, 17（10）: 643-645.

51 陈飞,戴先礼. 欧盟决定禁用四种饲料抗生素［J］. 畜牧生产, 2004, 21（09）: 45.

52 Laing RO, Hogerzeil HV, Ross-Degnan D. Policies and Programmes to Improve Use of Medicines: Recommendations from ICIUM［J］. Health Policy and Planning, 2001, 16（01）: 13-20.

53 冯四清,皇甫凤英. 2006 年促生长抗生素将在欧盟寿终正寝［J］. 译文综述, 2004, 19（16）: 40.

54 孙静. 促进合理用药的国际研究进展［J］. 中国药房, 2012, 23（14）: 1249-1251.

55 Mölstad S, Erntell M, Hanberger H, et al. Sustained reduction of antibiotic use and low bacterial resistance: 10-year follow-up of the Swedish Strama programme［J］. Lancet Infectious Diseases, 2008, 8（02）: 125-132.

56 Mölstad S, Cars O, Struwe J. Strama-a Swedish working model for containment of antibiotic resistance［J］. Euro Surveillance, 2008, 13（46）: 1-4.

57 The National Board of Health and Welfare. Swedish plan of action against antibiotic resistance［EB/OL］. （2000-06-01）［2013-10-10］.

58 Ministry of Health and Social Affairs. Strategy to prevent antibiotic resistance and healthcare-associated infections［EB/OL］. （2006-05-08）［2013-10-11］.

59 Swedish Institute for Communicable Disease Control. Swedish Institute for Communicable Disease Control, SMI, is a government agency with the mission to monitor the epidemiology of communicable diseases among Swedish citizens and promote control and prevention of these diseases［R］. 2011.

60 王健,澳大利亚不含抗生素鸡的问世［J］. 中国家禽, 2003, 25（03）: 51.

61 Ministry of Health, Labour and Welfare. For people, for life, for the future［EB/OL］. （2013-04-01）［2014-06-03］. http://www.mhlw.go.jp/english/org/pamphlet/dl/pamphlet-about_mhlw. pdf.

62 许铁男. 日本开发中的抗生素［J］. 国外医药抗生素分册, 1996, 17（05）: 344.

附　录

附录（一）　医院抗菌药物管理访谈提纲

访谈对象：项目医院主管院长、医务处负责人、医保科负责人、药剂科负责人、药事管理委员会主任、临床科室主任、医院卫生信息系统负责人

基本情况：

姓名：　　　　　　　　科室：

职务：　　　　　　　　职称：

工作年限：　　年　　　任本职工作年限：　　年

联系电话：　　　　　　E-mail：

访谈内容：

1. 医院药物管理的组织体系和管理流程？（计划、采购、储存、使用、监测等）

2. 医院控制院感的组织体系及控制流程？

3. 本院抗菌药物使用存在哪些主要问题？采取了哪些针对性措施？制定了哪些规章制度？（收集文本）

4. 本院在控制院感的过程中存在哪些主要问题？采取了哪些针对性措施？制定了哪些规章制度？（收集文本）

5. 医院采取了哪些控制院感、细菌耐药和促进抗菌药物合理使用的行政措施？（收集文本）

6. 医院采取了哪些控制院感、细菌耐药和抗菌药物合理使用的经济激励机制？（收集文本）

7. 医保科对医院有哪些关于促进药物合理使用、控制院感、控制细菌耐药的政策措施？（收集文本）

8. 医保科要求各科室上传哪些关于药物使用的信息？（建议现场考察）

9. 医院卫生信息系统关于药物使用的部分是如何设计和应用的？可否实现实时监测诊断、检查、处方、治疗？采用何种编码体系？是否包括临床诊断结果及临床检验结果？（建议现场考察）

10. 医院如何开展临床药物使用评价？采用什么指标体系？数据来源是什么？（收集）

11. 医院如何开展控制院感和细菌耐药的自我评价和监测？采用什么指标体系？数据来源是什么？（收集）

12. 与其他同类医院相比，您认为本院抗菌药物管理的特色和创新之处是什么？还存在哪些问题？

13. 您对于医院促进抗菌药物合理应用有哪些具体意见和建议（政府、医院、医生和患者等方面）？

附录（二） 医院抗菌药物合理使用访谈提纲

访谈对象：政策制定者（包含原国家卫生计生委1名、原国家食品药品监督管理总局1名、地方卫生行政部门1名、地方药监部门1名）

访谈内容：

1. 中国已上市抗菌药物品种数量：□过多　□过少　□适合

2. 知晓抗菌药物安全性：□是　□否

3. 知晓细菌耐药：□是　□否

4. 如知晓上述问题，获得渠道：□文献　□学术会议　□培训　□同事　□医药企业

5. 收到当地抗菌药物临床使用报告：□是　□否

6. 政策制定参考监测报告结果：□是　□否

7. 中国对抗菌药物监管比他国严格：□是　□否

访谈对象：医院管理者（主管院长1名、医务处等相关科室负责人1名）

访谈内容：

1. 从事管理工作时间：□<5年　□5~10年　□>10年

2. 教育背景：□大专　□大学　□研究生

3. 职称：□初级　□中级　□高级

4. 制定本院抗菌药物临床应用指南：□是　□否

5. 知晓抗菌药物安全性：□是　□否

6. 知晓细菌耐药：□是　□否

7. 如知晓上述问题，获得渠道：□文献　□学术会议　□培训　□同事　□医药企业

8. 做管理工作的同时仍旧从事临床工作：□是　□否

9. 不合理用药问题根源：

□企业过度促销

□医院和医生不得不以药品收入支撑正常运转和补偿较低工资水平

□医生知识匮乏

□医生信息获得渠道有限

□医生受年资长者的处方习惯影响

□病人期待和压力

10. 评价医生绩效的指标：　□诊疗病人数量　□检查费用　□床日数量　□手术数量　□医疗服务费用　□药品费用　□病人满意度　□感染率　□3天再诊率

访谈对象：医生（手术科室医生3名、非手术科室医生2名）

访谈内容：

1. 从事管理工作时间：□<5年　□5~10年　□>10年

2. 教育背景：□大专　□大学　□研究生

3. 职称：□初级　□中级　□高级

4. 定期接受系统的用药在职培训: □是　□否

5. 如果是,多长时间接受培训一次?

6. 知晓抗菌药物安全性: □是　□否

7. 知晓细菌耐药: □是　□否

8. 如知晓上述问题,获得渠道: □文献　□学术会议　□培训　□同事　□医药企业

9. 知道卫生部制定的"抗菌药物临床应用指导原则": □是　□否

10. 不合理用药问题根源:

□企业过度促销

□医院和医生不得不以药品收入支撑正常运转和补偿较低工资水平

□医生知识匮乏

□医生信息获得渠道有限

□医生受年资长者的处方习惯影响

□病人期待和压力

11. 选药的主要依据: □安全性　□有效性　□质量　□病原菌类型　□耐药与否　□病人经济承受能力　□药品价格　□病人依从性　□企业信息　□病人期待

12. 处方的依据: □自身经验　□年资长者经验　□同事经验　□教科书　□指南　□文献　□研讨会信息　□企业信息

13. 开具抗菌药物处方前,做微生物学检验: □是　□否

14. 我国抗菌药物临床应用指导原则科学性强、可操作: □是　□否

15. 如果否,原因是什么?

16. 月收入水平(元): □<3000　□3000~4000　□4000~5000　□5000~6000　□6000~7000　□7000~8000　□8000~9000　□9000~10 000　□>10 000

17. 收入中部分来源于药品收入: □是　□否

18. 担心本院手术室清洁问题: □是　□否

访谈对象: 患者(感染科、呼吸科、儿科、普外科和泌尿科病人共 10 名)

访谈内容:

1. 感冒时采取的措施: □自我修复,只是休息　□自己到零售药店买药　□到医院就诊

2. 孩子感冒时采取的措施: □让孩子自我修复,只是休息　□自己到零售药店买药　□带孩子到医院就诊

3. 知晓抗菌药物安全性: □是　□否

4. 知晓细菌耐药: □是　□否

5. 如知晓上述问题,获得渠道: □医生　□大众传媒　□药师　□常识　□医院散发的宣传材料或海报

6. 知道凭处方到零售药店购买抗菌药物的国家规定: □是　□否

7. 从零售药店未凭处方购买到过抗菌药物: □是　□否

8. 倾向于服用中药: □是　□否

9. 倾向于哪种剂型: □片剂/胶囊　□皮下注射剂　□静脉输液

10. 看感冒时,医生采指血检验: □是　□否

11. 看感冒时,愿意被采指血做检验: □是　□否

12. 医生开抗菌药物处方时,告诉你如何正确服用抗菌药物:□是 □否

13. 你按医生嘱咐服用抗菌药物:□是 □否

14. 要求医生开抗菌药物处方:□是 □否

15. 要求医生多开一些抗菌药物以备后用:□是 □否

访谈对象: 卫生政策研究者(2名)

访谈内容:

1. 对抗菌药物使用和监管研究感兴趣:□是 □否

2. 参加过抗菌药物使用和监管的研究:□是 □否

3. 研究成果传递到政策制定者;□是 □否

4. 知晓抗菌药物安全性:□是 □否

5. 知晓细菌耐药:□是 □否

6. 如知晓上述问题,获得渠道:□医生 □大众传媒 □药师 □常识 □医院散发的宣传材料或海报

7. 研究成果影响到政策制定和调整:□是 □否

8. 有支持抗菌药物使用和监管研究的政府资金:□是 □否

访谈对象: 生产抗菌药物的医药产业界人员(内资和外资企业各1名)

访谈内容:

1. 中国已上市抗菌药物品种数量:□过多 □过少 □合适

2. 中国对抗菌药物监管比他国严格:□是 □否

3. 知晓抗菌药物安全性:□是 □否

4. 知晓细菌耐药:□是 □否

5. 如知晓上述问题,获得渠道:□文献 □学术会议 □培训 □同事 □医药企业

6. 你公司用于新产品研发的资金占收入比例?

附录（三）　医院抗菌药物使用定量数据收集表

附表 3-1　医院住院抗菌药物使用定量数据收集表

	全身用抗菌药物及抗真菌药物（J01+J02）（DDD/1000 床日）	Σ［每个品规季度消耗总量（克/毫克/MU/TU）÷该品规 DDD 值］	该季度全院出院总人数 × 该季度平均住院天数	青霉素类（J01C）（DDD/1000 床日）	Σ［每个品规季度消耗总量（克/毫克/MU/TU）÷该品规 DDD 值］
Mar–05					
Jun–05					
Sep–05					
Dec–05					
Mar–06					
Jun–06					
Sep–06					
Dec–06					
Mar–07					
Jun–07					
Sep–07					
Dec–07					
Mar–08					
Jun–08					
Sep–08					
Dec–08					
Mar–09					
Jun–09					
Sep–09					
Dec–09					
Mar–10					
Jun–10					
Sep–10					
Dec–10					
Mar–11					
Jun–11					
Sep–11					
Dec–11					
Mar–12					
Jun–12					
Sep–12					
Dec–12					

续表

	喹诺酮类（J01M）（DDD/1000 床日）	Σ[每个品规季度消耗总量（克/毫克/MU/TU）÷ 该品规 DDD 值]	第一代头孢菌素（J01DB）（DDD/1000 床日）	Σ[每个品规季度消耗总量（克/毫克/MU/TU）÷ 该品规 DDD 值]
Mar–05				
Jun–05				
Sep–05				
Dec–05				
Mar–06				
Jun–06				
Sep–06				
Dec–06				
Mar–07				
Jun–07				
Sep–07				
Dec–07				
Mar–08				
Jun–08				
Sep–08				
Dec–08				
Mar–09				
Jun–09				
Sep–09				
Dec–09				
Mar–10				
Jun–10				
Sep–10				
Dec–10				
Mar–11				
Jun–11				
Sep–11				
Dec–11				
Mar–12				
Jun–12				
Sep–12				
Dec–12				

续表

	第二代头孢菌素（J01DC）（DDD/1000 床日）	Σ［每个品规季度消耗总量（克 / 毫克 /MU/TU）÷ 该品规 DDD 值］	第三代头孢菌素（J01DD）（DDD/1000 床日）	Σ［每个品规季度消耗总量（克 / 毫克 /MU/TU）÷ 该品规 DDD 值］
Mar–05				
Jun–05				
Sep–05				
Dec–05				
Mar–06				
Jun–06				
Sep–06				
Dec–06				
Mar–07				
Jun–07				
Sep–07				
Dec–07				
Mar–08				
Jun–08				
Sep–08				
Dec–08				
Mar–09				
Jun–09				
Sep–09				
Dec–09				
Mar–10				
Jun–10				
Sep–10				
Dec–10				
Mar–11				
Jun–11				
Sep–11				
Dec–11				
Mar–12				
Jun–12				
Sep–12				
Dec–12				

	第四代头孢菌素（J01DE）（DDD/1000 床日）	Σ[每个品规季度消耗总量（克/毫克/MU/TU）÷该品规 DDD 值]	碳青霉烯类（J01DH）（DDD/1000 床日）	Σ[每个品规季度消耗总量（克/毫克/MU/TU）÷该品规 DDD 值]	大环内酯类（J01FA）（DDD/1000 床日）
Mar–05					
Jun–05					
Sep–05					
Dec–05					
Mar–06					
Jun–06					
Sep–06					
Dec–06					
Mar–07					
Jun–07					
Sep–07					
Dec–07					
Mar–08					
Jun–08					
Sep–08					
Dec–08					
Mar–09					
Jun–09					
Sep–09					
Dec–09					
Mar–10					
Jun–10					
Sep–10					
Dec–10					
Mar–11					
Jun–11					
Sep–11					
Dec–11					
Mar–12					
Jun–12					
Sep–12					
Dec–12					

附表 3-2 医院 ICU 抗菌药物使用定量数据收集表

	全身用抗菌药物 及抗真菌药物 （J01+J02） （DDD/1000 床日）	Σ［每个品规季度 消耗总量（克/ 毫克/MU/TU）÷ 该品规 DDD 值］	该季度全院出院 总人数 × 该季度 平均住院天数	青霉素类（J01C） （DDD/1000 床日）	Σ［每个品规季度 消耗总量（克/ 毫克/MU/TU）÷ 该品规 DDD 值］
Mar–05					
Jun–05					
Sep–05					
Dec–05					
Mar–06					
Jun–06					
Sep–06					
Dec–06					
Mar–07					
Jun–07					
Sep–07					
Dec–07					
Mar–08					
Jun–08					
Sep–08					
Dec–08					
Mar–09					
Jun–09					
Sep–09					
Dec–09					
Mar–10					
Jun–10					
Sep–10					
Dec–10					
Mar–11					
Jun–11					
Sep–11					
Dec–11					
Mar–12					
Jun–12					
Sep–12					
Dec–12					

	喹诺酮类（J01M）（DDD/1000 床日）	Σ［每个品规季度消耗总量（克／毫克/MU/TU）÷ 该品规 DDD 值］	第一代头孢菌素（J01DB）（DDD/1000 床日）	Σ［每个品规季度消耗总量（克／毫克/MU/TU）÷ 该品规 DDD 值］
Mar–05				
Jun–05				
Sep–05				
Dec–05				
Mar–06				
Jun–06				
Sep–06				
Dec–06				
Mar–07				
Jun–07				
Sep–07				
Dec–07				
Mar–08				
Jun–08				
Sep–08				
Dec–08				
Mar–09				
Jun–09				
Sep–09				
Dec–09				
Mar–10				
Jun–10				
Sep–10				
Dec–10				
Mar–11				
Jun–11				
Sep–11				
Dec–11				
Mar–12				
Jun–12				
Sep–12				
Dec–12				

续表

	第二代头孢菌素（J01DC）（DDD/1000 床日）	Σ[每个品规季度消耗总量（克 / 毫克 /MU/TU）÷ 该品规 DDD 值]	第三代头孢菌素（J01DD）（DDD/1000 床日）	Σ[每个品规季度消耗总量（克 / 毫克 /MU/TU）÷ 该品规 DDD 值]
Mar–05				
Jun–05				
Sep–05				
Dec–05				
Mar–06				
Jun–06				
Sep–06				
Dec–06				
Mar–07				
Jun–07				
Sep–07				
Dec–07				
Mar–08				
Jun–08				
Sep–08				
Dec–08				
Mar–09				
Jun–09				
Sep–09				
Dec–09				
Mar–10				
Jun–10				
Sep–10				
Dec–10				
Mar–11				
Jun–11				
Sep–11				
Dec–11				
Mar–12				
Jun–12				
Sep–12				
Dec–12				

续表

	第四代头孢菌素（J01DE）（DDD/1000 床日）	Σ［每个品规季度消耗总量（克/毫克/MU/TU）÷该品规 DDD 值］	碳青霉烯类（J01DH）（DDD/1000 床日）	Σ［每个品规季度消耗总量（克/毫克/MU/TU）÷该品规 DDD 值］	大环内酯类（J01FA）（DDD/1000 床日）
Mar–05					
Jun–05					
Sep–05					
Dec–05					
Mar–06					
Jun–06					
Sep–06					
Dec–06					
Mar–07					
Jun–07					
Sep–07					
Dec–07					
Mar–08					
Jun–08					
Sep–08					
Dec–08					
Mar–09					
Jun–09					
Sep–09					
Dec–09					
Mar–10					
Jun–10					
Sep–10					
Dec–10					
Mar–11					
Jun–11					
Sep–11					
Dec–11					
Mar–12					
Jun–12					
Sep–12					
Dec–12					

附表 3-3　医院门诊抗菌药物使用比例收集表

	门诊含至少一种全身用抗菌药物或抗真菌药物（J01+J02）处方中含一种及一种以上抗菌药物或抗真菌药物的处方数量÷300	全院门诊季度抽样300张样本处方中含一种及一种以上抗菌药物或抗真菌药物的处方数量	住院使用至少一种全身用抗菌药物或抗真菌药物（J01+J02）病人的比例（%）=全院住院手术组/非手术组全部季度抽样45/45/90份样本病例中使用一种及一种以上抗菌药物或抗真菌药物的季度病例数量÷45/45/90	全院住院手术组季度抽样45份样本病例中使用一种及一种以上抗菌药物或抗真菌药物的季度病例数量	全院住院非手术组季度抽样45份样本病例中使用一种及一种以上抗菌药物或抗真菌药物的季度病例数量	全院住院全部季度抽样90份样本病例中使用一种及一种以上抗菌药物或抗真菌药物的季度病例数量
Mar-05						
Jun-05						
Sep-05						
Dec-05						
Mar-06						
Jun-06						
Sep-06						
Dec-06						
Mar-07						
Jun-07						
Sep-07						
Dec-07						
Mar-08						
Jun-08						
Sep-08						
Dec-08						
Mar-09						
Jun-09						
Sep-09						
Dec-09						
Mar-10						
Jun-10						
Sep-10						
Dec-10						
Mar-11						
Jun-11						
Sep-11						
Dec-11						
Mar-12						
Jun-12						
Sep-12						
Dec-12						

附表 3-4　医院外科手术预防性使用抗菌药物比例收集表

	术前 0.5~2h 给药比例（%）=全院预防性使用抗菌药物外科手术切皮前 0.5~2h 给药的季度样本总例数 / 全院预防性使用抗菌药物外科手术季度（样本）总例数	全院预防性使用抗菌药物的皮前 0.5~2h 给药的季度样本总例数	全院预防性使用抗菌药物外科手术切皮前 0.5~2h 给药的季度样本总例数	全院预防性使用抗菌药物外科手术季度样本总例数	术后仍使用抗菌药物比例（%）=全院预防性使用抗菌药物外科手术术后仍使用抗菌药物的季度（样本）总例数 / 全院预防性使用抗菌药物外科手术季度（样本）总例数	全院预防性使用抗菌药物外科手术术后仍使用抗菌药物的季度例数	全院预防性使用抗菌药物外科手术术后仍使用抗菌药物的季度样本总例数
Mar–05							
Jun–05							
Sep–05							
Dec–05							
Mar–06							
Jun–06							
Sep–06							
Dec–06							
Mar–07							
Jun–07							
Sep–07							
Dec–07							
Mar–08							
Jun–08							
Sep–08							
Dec–08							
Mar–09							
Jun–09							
Sep–09							
Dec–09							
Mar–10							
Jun–10							
Sep–10							
Dec–10							
Mar–11							
Jun–11							
Sep–11							
Dec–11							
Mar–12							
Jun–12							
Sep–12							
Dec–12							

附表 3-5　医院年度住院抗菌药物实际使用排名表

住院部年度抗菌药物实际 使用量排名前 10 位抗菌药物			住院部年度抗菌药物实际 使用金额（元）排名前 10 位抗菌药物		
抗菌药物通用名	ATC 分类	累计 DDD	抗菌药物通用名	ATC 分类	累计 DDD
2006					
2007					
2008					
2009					
2010					
2011					
2012					

附录（四）　医院细菌耐药监测评价情况调查表

附表 4-1　基本情况调查表

1. 基本信息

1.1　医院名称

1.2　处方监测负责科室_____负责人_____联系方式_____

1.3　耐药监测负责科室_____负责人_____联系方式_____

1.4　感控监测负责科室_____负责人_____联系方式_____

2. 处方监测系统

2.1　是否有软件监测系统

A. 是　　　　　　　　　　B. 否（注：如选择 A，请填写全部内容；如选 B，请直接填写 2.7~2.9）

2.2　软件监测系统启用时间：　　年　　月

2.3　负责软件监测系统的 IT 公司名称：

2.4　软件系统和数据所有权

A. 医院所有　　　　　　　B. 软件公司所有　　　C. 其他

2.5　医院及 IT 公司是否允许该系统接口与院内其他信息系统连接

A. 是　　　　　　　　　　B. 否　　　　　　　　C. 其他

2.6　是否使用统计软件：_____

A. 是（统计软件名称）　　B. 否

2.7　监测指标：（可另附页）

2.8　监测数据统计汇总和发布频度

A. 月　　　　　　　　　　B. 季度　　　　　　　C. 半年　　　　　　　　D. 其他

2.9　监测结果发布方式

A. 纸质版　　　　　　　　B. 电子版　　　　　　C. 其他

2.10　监测结果发布对象：_____

3. 耐药监测系统

3.1　是否有软件监测系统

A. 是　　　　　　　　　　B. 否（注：如选择 A，请填写全部内容；如选 B，请直接填写 3.7~3.9）

3.2　软件监测系统启用时间：　　年　　月

3.3　负责软件监测系统的 IT 公司名称：_____

3.4　软件系统和数据所有权

A. 医院所有　　　　　　　B. 软件公司所有　　　C. 其他

3.5　医院及 IT 公司是否允许该系统接口与院内其他信息系统连接

A. 是　　　　　　　　　　B. 否　　　　　　　　C. 其他

3.6　是否使用统计软件

A. 是（统计软件名称）　　B. 否

3.7　监测指标：（可另附页）

3.8　监测数据统计汇总和发布频度

A. 月　　　　　　　　　　B. 季度　　　　　　　C. 半年　　　　　　　　D. 其他

3.9　监测结果发布方式

A. 纸质版　　　　　　　　B. 电子版　　　　　　C. 其他

3.10　监测结果发布对象：_____

4. 感控监测系统

4.1　是否有软件监测系统

A. 是　　　　　　　　　　B. 否（注：如选择 A，请填写全部内容；如选 B，请直接填写 4.7~4.9）

4.2　软件监测系统启用时间：　　年　　月

4.3　负责软件监测系统的 IT 公司名称：_____

4.4 软件系统和数据所有权

A. 医院所有   B. 软件公司所有   C. 其他

4.5 医院及 IT 公司是否允许该系统接口与院内其他信息系统连接

A. 是   B. 否   C. 其他

4.6 是否使用统计软件

A. 是（统计软件名称）   B. 否

4.7 监测指标:（可另附页）

4.8 监测数据统计汇总和发布频度

A. 月   B. 季度   C. 半年   D. 其他

4.9 监测结果发布方式

A. 纸质版   B. 电子版   C. 其他

4.10 监测结果发布对象:＿＿＿＿＿＿＿

附表 4-2 抗菌药物相关指标情况调查表

分类	指标	2013 年	2014 年
抗菌药物临床应用	住院患者抗菌药物使用率（%）		
	门诊患者抗菌药物处方比例（%）		
	急诊患者抗菌药物处方比例（%）		
	抗菌药物使用强度（DDDs/100 人天）		
	手术预防使用抗菌药物术前给药比例（剖宫产手术除外）（%）		
	Ⅰ类切口手术患者预防使用抗菌药物比例（%）		
	Ⅰ类切口手术患者预防使用抗菌药物时长 >24 小时比例（%）		
细菌耐药监测	接受抗菌药物治疗的住院患者抗菌药物使用前微生物检验样本送检率（%）		
	大肠埃希杆菌对三代头孢菌素的耐药率（%）		
	肺炎克雷伯杆菌对三代头孢菌素的耐药率（%）		
	产超广谱 β- 内酰胺酶大肠埃希杆菌检出率（%）		
	产超广谱 β- 内酰胺酶肺炎杆菌检出率（%）		
	耐甲氧西林金黄色葡萄球菌检出率（%）		
院感监测	医院感染现患率（%）		
	医院感染例次现患率（%）		